齿科良性增长管理手记

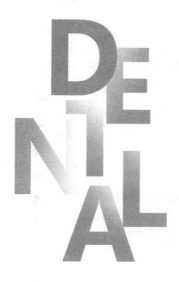

杨加旭 著

台海出版社

图书在版编目（CIP）数据

齿科良性增长管理手记 / 杨加旭著 . — 北京：台海出版社，2022.10（2023.10 重印）
ISBN 978-7-5168-3318-6

Ⅰ．①齿… Ⅱ．①杨… Ⅲ．①口腔科医院－经营管理 Ⅳ．① R197.5

中国版本图书馆 CIP 数据核字（2022）第 094904 号

齿科良性增长管理手记

著　　者：杨加旭	
出版人：蔡　旭	封面设计：刘昌凤
责任编辑：王　萍	

出版发行：台海出版社
地　　址：北京市东城区景山东街 20 号　　邮政编码：100009
电　　话：010-64041652（发行、邮购）
传　　真：010-84045799（总编室）
网　　址：www.taimeng.org.cn/thcbs/default.htm
E - mail：thcbs@126.com

经　　销：全国各地新华书店
印　　刷：三河市元兴印务有限公司
本书如有破损、缺页、装订错误，请与本社联系调换

开　本：880 毫米 ×1230 毫米　　1/32
字　数：250 千字　　　　　　　　印　张：8.375
版　次：2022 年 10 月第 1 版　　　印　次：2023 年 10 月第 2 次印刷
书　号：ISBN 978-7-5168-3318-6

定　价：78.00 元

版权所有　翻印必究

自序

感受颇多，却迟迟不知该如何下笔，不是不知写什么，而是想写的太多。2020年春节期间，我组织了一场线上公益的齿科咨询服务，让全国各地的齿科管理者来提出当下齿科运营管理中遇到的三个问题。

在这场咨询服务中，我解答了近200家不同规模齿科管理者当下面临的问题。诚然，每家齿科都会有自己的问题，但我发现在近600个问题当中，有将近80%的问题都是重叠的，例如"周边的新增齿科数量越来越多，客户被分流；获客成本高；人效低；员工流失率高；靠促销靠低价引流，员工总处于疲惫状态；医生流量做不起来；没初诊；老客户流失严重，没有忠诚度；等等"。

相信以上诸多问题未来还会被前赴后继的齿科管理者拿出来提问，于是我就在思考，这么多的问题，到底是谁造成的呢？是客户，是员工，还是市场？在我看来都不是，而是管理的问题，更明确地说是管理者认知的问题。现如今有太多的人都在追逐短线、急功近利，往往会针对关键问题做出盲目决策，对管理认知理解不到位。

其实对于每家齿科来说，创业牙医的个人医疗水准决定了齿科整体的医疗水准。一家齿科最大的挑战不是牙科疾病的诊疗，而是齿科的运营管理，未来的竞争一定是管理的竞争，所以我们要在管理领域与竞争对手拉开差距。

正所谓："宝剑锋从磨砺出，梅花香自苦寒来。"我在齿科运营管理的十年间，也是经历了很多，其中也踩过很多坑，走过很多弯路，好在通过复盘跳出坑，找到相对正确的路，于是便在2019年开始尝试寻求找到关于齿科良性增长的底层逻辑。

那什么是齿科的底层逻辑呢？简单来说，就是对所有发展阶段的齿科都适用的逻辑，不管你的齿科是刚刚起步还是已经发展为连锁，不管你有没有先进的技术或者充沛的资金，其底层逻辑都没有变。就像我们每个人都需要人际互动一样，从古到今，工具一直在变：从古代用的驿马、飞鸽传书，到后来的邮局书信，再到固定电话、BB机，最后是现在的手机，未来可能会在每个人的大脑植入生物芯片（马斯克在2020年已经宣布研发脑机接口），通过"心灵感应"去聊天。工具虽千变万化，但人际互动需求的底层逻辑却是亘古未变。

为了找到齿科良性增长的底层逻辑，我便开始通过攻读MBA、去优秀齿科游学、向行业KOL请教等方式，不断总结复盘不断试错，最后整理出这套普适性强的齿科良性增长管理原理。后来在我所服务的齿科落地践行（有大型连锁、单个门诊、名医齿科、资本齿科等），我发现这套底层逻辑对于任何阶段、任何规模的齿科都极其有效，得到了很好的验证。

随着时间的推移，找我合作的齿科越来越多。基于大多数齿科遇到的问题都类似，于是我想干脆写一本关于齿科良性增长的图书，让更多的创业牙医在看到它的时候，都能找到自己所面临问题的"出口"，继而能够引发更多的思考与实践。

这里要说明，我不是什么所谓的专家，只是一名即知即行的试错者。写出这本有普适性的书还是有一些难度，恳请各位创业牙医和齿科管理者能够取其精华，去其糟粕，用辩证的思维去看待。若各位创业牙医和齿科管理者太考订我的文法句子，那就好比对着脏镜子，挑剔它不够亮了。如果你看到书中不喜欢的内容可以略过,就像你不喜欢吃鱼,选择不吃即可。我的初衷是让读者哪怕运用其中的一个小节有所收获,便欣喜万分了。

杨加旭
2022 年 1 月 20 日

目录
CONTENTS

Part One
齿科良性增长概述

1　什么是齿科良性增长 /003

2　齿科机构竞争态势分析 /011

3　通过服务差异化在大红海里找到自己的粉红区 /020

4　没有强大的品牌，利润只是暂时的 /024

5　齿科良性增长四象限 /027

6　齿科良性增长的三层递进 /031

CONTENTS

Part Two
齿科客户良性增长策略

1. 齿科机构与患者究竟是什么样的关系 /039
2. SRE 客户价值筛选模型 /042
3. 会员——齿科机构最大的资产 /056
4. KOCL 闭环模型 /063
5. 让头回客变成回头客，让回头客裂变头回客 /069
6. LTV 全生命周期客户盈利模式 /076
7. 3 次投诉里隐藏着 100 人的不满 /095

Part Three
齿科良性运营体系建设

1. 好的机制是齿科良性增长的保障 /101
2. 打造超满意的悦客服务 /104
3. 企业文化是齿科良性增长的关键点所在 /110
4. 战略不清晰的齿科机构很难良性增长 /119
5. 5S 管理是齿科机构良性增长的基础措施 /127

CONTENTS

6　敢于承诺，价格透明是齿科长远发展的基石 /135

7　低价制胜不是一条好路 /141

8　收入月度考核的陷阱 /144

9　医疗质量是我们的自尊心 /148

10　咨询师的善良比聪明更重要 /152

Part Four
齿科良性组织体系建设

1　招错一个人，要付出的代价是这个人年薪的 15 倍 /159

2　小王终会成为老王 /167

3　六个事人匹配的组织原则 /171

4　员工效能值管理模型 /179

5　关注团队的职业耗竭 /185

6　员工（内部客户）满意度决定了客户的满意度 /189

CONTENTS

	7	人才池永远不能枯竭 /194
	8	宰相必起于州部，猛将必发于卒伍 /204
	9	股权激励策略 /208
	10	企者不立，跨者不行 /216
	11	医疗梯队良性建设 /221

Part Five
齿科良性品牌营销

	1	齿科机构线上门面的重要性 /229
	2	医生 IP /234
	3	市场营销 /239
	4	打造视觉齿科 /246
	5	齿科机构品项聚焦 /248
	6	通过营销日历培育客户 /252

后记 /257

参考文献 /258

Part One

齿科良性增长概述

1. 什么是齿科良性增长

齿科机构想要在大道上越走越宽，需要不断地保持良性增长，才能抵抗风险。

美国牙医学会主席对现代牙科给出了自己的概括：科学、服务和生意。美国著名的管理大师拉姆查兰曾经说过，所有的生意都是关于增长的生意。增长，是生物界的生存之道。对于一个齿科机构来说，也是一样，要么增长，要么消亡。

大家可以思考一下：当你的齿科不是良性增长时，会有什么影响呢？如果你的齿科不再增长，那么你的市场地位将面临风险。无论你的市场目前表现有多好，如果不再增长，而呈现停滞，甚至倒退的迹象，那么你的市场地位将不再安全。那些实力雄厚又迫切渴求增长的齿科，甚至那些在今天你不认为是竞争对手的齿科，正在逐步逼近你的市场，当他们来临时，他们将比你更快、更好地满足客户的需求，一步一步进入到你的市场。如果你对此无动于衷，也没有采取相应的决策与行动，你将失去与他们抗衡的先机。

如果你的齿科不再增长，那么你的人力资本将面临风险。一个齿科的良性增长，是吸引并留住所需人才的关键。那些充满自信、激情、雄心壮志、想象力与创造力的人们，他们追求的是具有扩张前景的齿科。增速缓慢的齿科在招聘新人方面，缺乏竞争力已是目前的常态，你的员工也将被剥夺工作中增长的乐趣。除此以外，那些最优秀的员工会在他们尚能离开的时候离开，让本就增速缓慢的齿科自此失去了生存与增长所需的关键人才。

如果你的齿科不再增长，无论它曾经多么成功，最终都将失败。因此，即使你现在做得好，也不要沾沾自喜。市场是不断变化的，你的竞争对手是在不断进步、不断追逐，甚至赶超你的齿科机构的。唯有持续稳定增长，才是一个齿科机构的长存之道。在福布斯中文网公布的2017年"中国内地十大富豪"的榜单上，房地产大佬占据了3席地位。而从2017年福布斯"华人富豪"的分析数据来看，每5.3个华人富豪，就有1个搞房地产。现在呢？龙头万科率先喊出"活下去"三个字，万达宣布全面退出房地产行业，恒大负债20000亿濒临破产……那个曾经被誉为"金矿"的房地产行业，似乎已经没有了当年的威风。再看看我们齿科行业中，之前风光无限的连锁品牌，现在许多已然默默无闻。很多创业牙医在虚名下陶醉、自满而变得目光短浅、停滞不前，一不小心，就远远被市场变化和竞争对手抛到了身后。新的问题总会不断地出现，过去奏效的系统和方法总有一天会失效，曾经的行业领袖也会突然之间落伍。机构盈利性差，没有竞争壁垒，是谁造成的呢？是管理者的认知造成的。所以，我们只有不断努力，才能确保长久的发展。

说到增长，我们来看看当下的创业牙医是如何面对它的？作为创业牙医，我们每个人都希望自己的齿科在不断地增长。但是百分之八九十的创业牙医只想到增长，首先想的往往都是两个字——增加。简单来说，就是以数量来取胜。具体表现在：

（1）感觉品项不够多——不断增加新品项、新产品。例如，增加隐形矫治产品、种植产品等，认为只要增加的项目多了，客户所能选择的项目就多了，就会增长。

（2）感觉客户数量不足——增加营销渠道。例如，加大广告的投放、增加合作渠道的数量等，认为通过这种方式来让更多的客户熟知自己的齿科品牌，增长是迟早的事情。

（3）感觉市场人员欠缺——增加市场人员。例如，从现有的3个增加到10个，认为只要更多的人员去拓展市场，增长不是问题。

（4）感觉齿科高手太少——增加高手数量。例如，觉得医生、咨询师及管理人员高手太少，便认为如果多一个高手，收入就会增加。高手在哪里？是需要花很长的时间去找、去培养的。就算效率快一点，3个月招来了人手，适应期也要3个月，那么这个人真正能独当一面的时间则需要6个月，甚至更多，而且他还要适应和认可你的企业文化。但最后能够成功留下来的概率能有多大呢？我们都无法保证。高手是什么？是百里挑一！如果从两个人中挑选一个出来，从概率上来说，结果很可能是个悲剧。由此可见，你可能需要从十几个，甚至几十个人中挑选出一个，才可能找到高手，这个过程也会大大增加你的时间成本。

（5）战术层面的增加。例如，全面提升上门量、成交率、客单价、老客户再消费……这些会不会对收入产生增长呢？答案是一定会，但比较局限，因为这不是基于战略做出来的。同时这种局限的运营思维，会使得你的增长战术产生很多矛盾。举个例子，客单价提升了，你的客户量就会越少；上门量大了，你的客单价就会下降。原因是你的大量客户都是用低价吸引过来的。成交率与客单价之间的关系也是如此。故而，在提升上门量、成交率、客单价、再消费这四件事上，你把一样做好，收入可能会产生提升；把两样做好，可能两样都做不好；把四样都做好，可能就把齿科做亏损了。

（6）狭隘利润数据上的增加。大家永远关心的是账上有多少钱，有多少利润。诚然，齿科机构要生存确实要挣钱。做生意不赚利润，为什么要做？那么为了产生更多的利润，我们该怎么做？"去年打了这么多广告，感觉也没什么效果,那今年还要不要继续打广告,在打广告的基础上比往年少投入一些""人员这么多,是不是要把人员工资重新做一个卡点,高出标准工资的人员就不要了,一刀切吧""材料成本那么高,要不要也降低一些""能不能从员工培训上降低一些成本"等,为了增加利润,若我们每天想的都是怎样去省钱,这样做的效果对于增长可能会适得其反。这是一种只看到了眼前的做法,十分不可取。

以上提到的就是创业牙医在增长上常常会犯的错误——"无规律的增加"思维。当一个齿科的增长没有规律性,那就如同统筹失去了规划,目标自然无法达成。"增加思维"让你从有序变成无序,这是一种错误的增长思维,因为你看到的永远都只是眼前那一刻。故而,作为创业牙医,你首先要对自己的齿科有客观的了解,对自己所想达到的目标有统筹的规划。这也就是为何市场上经常会出现同类型的企业,有的企业在市场中的份额越来越大,市场占有率越来越高,而有的企业却是越走越窄,占有市场的份额越来越低,最后失去了整个市场。

为什么会有这样的情况出现呢?是因为企业的资金不够雄厚,还是没有遇到好的机遇?不管是哪一个原因,出现这种情况或许都存在着一定的因素,但是从市场大环境客观存在的事实可以看到,最大的因素在于"增加思维"的局限。故而,在增长的过程中,我们必须要明确怎样才能够良性增长。齿科的增长一般有三种类型:恶性增长、肥胖增长和良性增长。

首先我们来看看什么是恶性增长?恶性增长是靠量来解决增长的问题,比如我们每天都在思考如何获取更多的新客户上门,当一个齿科从新客户获取的收入占比高达60%、70%甚至80%以上时……这就是恶性增长。一个新客户的获取成本是维护一个老客户成本的5倍。因此,我们一定要记住,尽量去服务老客户。当老客户与我们之间已经有了一定的信任关系后，就可以转化一下思维，让老客户帮我们获得新的客户。只有维持稳定的客情关系，才能在维护老客户的基础上扩展新客户。

恶性增长的问题根本就是不断地在找"新"，把几乎全部的精力都放在这上面。你在找"新"，你的竞争对手也在找，于是便引发价格战等不守规矩的竞争，总有比你更不守规矩的。所以，我们要既理性又合理地去做找"新"这件事。如果一味地找新的客户来承载收入，每个月都依托于新客户，一旦找不到新客户，我们就会陷入迷茫当中：上个月好不容易完成收入目标，这个月我的收入在哪里？这个季度是完成了，下个季度怎么办？你定了收入目标，可是放眼望去，不知道新客户在哪儿，不知道谁给你钱，这就是恶性增长。对于齿科来说，不知道明天在哪里，这是很恐怖的。所以，不要用全部精力去找"新"，要多服务老客户。

第二个是肥胖增长，是基于收入目标的增长。假设今年你定了1000万元人民币的收入目标，这时你发现所有的团队都会为了这一个目标，各种努力奋进，各种"出谋划策"。于是你便会想，哎，这是好事啊，人就是要有目标，才会有动力，有了动力，才有希望完成目标，达到自己想要的境界，得到自己想要的东西。

的确，人有目标就会有动力，就像我们会给自己的人生先设立一个小目标，才知道前面的路应该怎么样走，而不是一路蒙眼走路，走到哪里算哪里。但是，你有没有想过一个局面，我们定了1000万元的收入目标，那么大家的眼睛都盯在这1000万元的数字上，却不管这1000万元是怎么来的。就像父母要求孩子明天的模拟卷必须考100分一样，那孩子怎么办，是靠抄课本考100分，还是靠抄同学考100分呢？不管是哪个100分，我相信这个100分都不是父母想要的，也不是老师想要的。

因此，我们在定下这1000万元的收入目标上要加一个前缀。例如，你今年通过1500颗种植牙实现这1000万元的收入。在我看来，这

1500颗种植牙比1000万元的收入目标更重要。哪怕1500颗种植牙最后只做到了800万元的收入，那我宁愿要800万元，也不要"强迫性"的1000万元。为什么呢？因为这1500颗种植牙，是战略层面的第一位，你不仅做到了第一，还让你的客户认知、认同你的齿科。另外，这也给你的同行增加了压力，在市场中也占据了地位，所以做到第一才是真正的核心。在这里，我们需要明确，1500颗种植牙是战略目标，1000万元是收入目标。我们只需要解决1500颗种植牙的问题，解决针对客户的齿科技术和服务问题，才是最重要的，而不是解决那1000万元收入目标如何、何时达到的问题。

但在肥胖增长的定义里，有一部分人永远不会考虑那1500颗种植牙的关键问题，他们追求的是不管种植、正畸、修复还是儿牙或综合，只要最后加起来的收入达到1000万元就可以了，过程不重要，反正结果对了就行。就像一个人想增肥一样，不管你怎么弄，只要到最后能胖就行。即便是在这1000万元收入当中，收入金额最多的一个项目是200万元，但项目加起来一共有1000万元，那就万事大吉。

可在这1000万元里，哪个品项是你的第一名？种植、正畸、修复、儿牙，什么都不是第一，你凑起来的1000万元收入，并没有哪一个项目是特别出色和出彩的，很难让他人看到你的齿科项目中有哪个是独特的，在同行中既没有竞争力，也没有形成自己的竞争壁垒。但如果你告诉别人，我今年年收入1000多万元，其中800万元是种植项目所得，种植是我的第一品项。大家就会想，哎，那看来你的齿科种植技术肯定很好，毕竟占据了这1000万元中的80%呢。这么一想，当客户想去种植牙的时候，第一时间肯定是想到了你，或者客户身边有人想要种植牙，就会推荐自己的朋友去你那里，这样一来，无形中就为你带动了增长。

第三个就是我所推崇的良性增长。说到"良性"的时候，我们第一反应就是它是最符合科学和规律上涨的趋势代言词,不是在前进的方向上,就是在优秀的道路上。的确,对齿科机构来说,良性增长一定是基于管理者认知、组织效能、机制、LTV、营销、悦客文化、会员制和品牌的打造之上的,以终为始的视角实现营利性、可持续性及高回报率的增长,良性增长是企业可持续发展的终极保障。这也是全书要讲的内容。

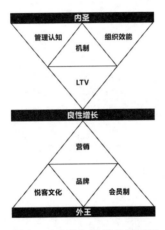

图 1-1　齿科良性增长模型图

良性增长,说起来容易但做起来真的很难!难到什么程度?难到你一直想放弃,但又必须要坚持;难到你将遭受各方的打压,却又要不断地去努力说服自己。正因为难,所以才更有价值!就像一片菜园里那些绿色盎然、生机蓬勃的蔬菜,并不是靠它们自己就能从土壤里生长出来,而是需经过他人的翻土、播种、灌溉、拔草等过程,才能生长得如此旺盛。

良性增长的认知取决于创业牙医和齿科管理者,需要将良性增长思维根植于创业牙医的认知里,再通过齿科管理者传达给基层员工。对于创业牙医而言,要知道无法良性增长的是你自己,而不是你的齿科,也不是谁都能从一开始就以良性增长的思维走向市场,走向辉煌,很多人都是要从恶性增长或肥胖增长再到良性增长这个过程中慢慢走过来的。所以请记住,可怕的不是恶性增长或者肥胖增长,而是你的管理认知一直在原地停留。

2. 齿科机构竞争态势分析

运用SWOT竞争态势分析,才能更好地应对竞争态势,做出正确而有力的决策。

SWOT分别代表着Strengths（优势）、Weaknesses（劣势）、Opportunities（机会）、Threats（威胁）。我看过很多家齿科机构都在做SWOT分析,但大部分齿科把它用错了方向。为什么一看就懂,一用就错呢？因为我们在做SWOT竞争态势分析的时候,往往都是站在我们内部的视角,这就容易形成我自以为的优势,我自以为的劣势,我感觉我的机会多,我好像没有看到能影响自己齿科的大威胁因素。这是SWOT竞争态势分析中,齿科最容易犯的错误。当然,这是我个人对SWOT分析的看法,也是我的"齿科邦"服务客户的方法论。

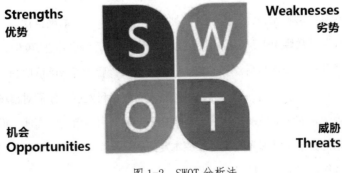

图1-2 SWOT分析法

在了解齿科的 SWOT 竞争态势分析之前，我们需要清楚在当下齿科存在着哪些挑战：

挑战一：获客成本增加。新客户到院的广告成本从几百到几千不等，广告留电成本、到院成本一年比一年高。你的获客成本加上员工成本，以及房租物业等成本，其实从某种意义上而言，还没有开始做治疗，你就已经产生亏损的迹象了。

挑战二：价格战。放眼全国，很多城市都没有幸免于价格战。本来上游的"攻势"就越来越强势，采购成本也越来越高，而在竞争激烈的局面下压价，无疑是雪上加霜。很多齿科在进行"价格战"的时候，大肆压低价格，其实内心也是苦不堪言。

挑战三：网红齿科的增加。随着互联网的不断发展，现在的 95 后、00 后，甚至是 10 后，除去平时学习、休息、工作的时间，大部分时间都在互联网上。对于一些新出的词语、新闻和广告，他们接收的速度是最快的。近几年，网红行业更是兴起，随处可见的是网红店打卡、网红直播带货、网红游戏主播分析游戏技巧等营销方式。一些注重特色的齿科机构便在第一时间做出反应，针对现在的消费人群做出新的策略，将齿科机构网红化，专注"Z 世代"客户（指 1995—2009 年间出生的一代人，他们一出生就与网络信息时代无缝对接，受数字信息技术、即时通信设备、智能手机产品等影响比较大，所以又被称为"网生代""互联网世代""二次元世代""数媒土著"等），突出自己的亮点，打造网红式的齿科。

挑战四：资本齿科疯狂进攻。一口牙齿，背后所蕴藏的价值和未来是不可估量的。也正因为这一点，各路资本看好齿科发展。他们对市场和商机的嗅觉是非常灵敏的，明白一旦谁在第一时间占据市场的高地，谁就能在未来的竞争中掌握先发优势。原本友商就已经很强大了，现在友商又与资本合作，竞争对手是强上加强。

挑战五：管理者只懂技术，不懂管理。我相信每一位创业牙医，都有着对齿科的热爱和独到的见解，有着齿科项目的精湛技术，在齿科界有着一定的名望，甚至同行管理者也对其技术竖大拇指。但要明白的是，成立一个齿科机构，又或者成为一个齿科管理者，单单技术好还不够，你还需要会管理。好比一盘沙子，你可以用沙子堆积成各种好看的形状，但一桶水倒在你的沙子上，你只能看着沙子四处流散。不知道如何把散了的沙子给管理起来，即使你有再好的技术在"管"住沙子不乱跑的时候，一点效用也发挥不出来。所以，身为齿科管理者，不仅仅是管好其齿科项目、提高齿科技术就可以高枕无忧了，还需懂得管理。不懂管理的创业牙医，容易使其员工没目标、没激情，进而人才流失率会不断走高。

关于齿科存在的挑战还有很多，我们需要更清晰地进行自我分析，才能根据我们自身的情况更好地应对挑战，从而做出最佳决策。

相信很多人都听过SWOT竞争态势分析法，所谓SWOT分析，即基于内外部竞争环境和竞争条件下的态势分析，就是将与研究对象密切相关的各种主要内部优势、劣势和外部的机会和威胁等，通过调查列举出来，并依照矩阵形式排列，然后用系统分析的方法，把各种因素相互匹配起来加以分析，从中得出一系列相应的结论，并且结论通常带有一定的决策性。运用这种方法，我们可以对研究对象所处的情景进行全面、系统、准确的研究，从而根据研究结果制定相应的发展战略、计划以及对策等。在我的"齿科邦"里，我们进行SWOT分析的时候，一般会在优势、劣势、机会、威胁的前面都加上一个前缀，即我们有着什么样的优势，什么样的劣势，什么样的机会，什么样的威胁。

怎么理解优势？什么是你的优势？我认为，优势是友商维度的优势。你的竞争对手都承认你这一点很强，这才是你的优势。换句话说，就是对手对你认可的那一点，或者他最惧怕你的那一点，就是你的优势。

那劣势是什么？劣势是客户心中你的劣势。客户心中你所欠缺的部分，或者他不选你的理由，都是你的劣势。

那机会呢？机会是高维度人眼中的机会。我们本身怎么样，自己一般都是看不准的。因为我们都容易犯一个毛病，目不见睫。看别人的时候都很清晰，分析得头头是道；看自己的时候就一塌糊涂。所以，想要知道你的齿科有什么机会，你自己是看不到的。你需要找一个第三者，找一个旁观者，找一个高维度的人，找一个专业的人让他帮你看，这才能够把你自己看清楚。这就像我们看自己的孩子，都是可爱之处，很难看到他身上的缺点。那谁能看到孩子的缺点呢？我们要给孩子找个好的老师，老师才能看到他的缺点。因此，一个齿科有没有机会，不是你自己看到的，而是高维度的高手帮你看到的。我们过去都搞错了，因为我们太爱自己的齿科了，齿科就像我们的孩子一样，我们总认为自己的齿科还是不错的，还是有很多机会的。如此往复，不断地安慰自己，便会不断地在温室里面待着。

而威胁是什么？威胁是团队口中的威胁，所以一定要听团队的人讲真话。一个齿科从什么时候开始走下滑路的，从什么时候开始衰退，就是从员工不讲真话开始。当你的员工开始不讲真话，很大程度上就意味着你的员工在应付创业牙医。员工为什么应付创业牙医？因为他知道创业牙医喜欢什么，不喜欢什么，爱听什么，不爱听什么，最痛恨什么，最忌讳什么。这个时候，他在创业牙医面前找到了生存之道，看不下去的员工就走了。由此可见，员工必须要说真话，齿科才能找到威胁在哪里；员工不说真话，创业牙医就不知道自己和齿科的威胁在哪里。当然，齿科最大的威胁就是创业牙医并不知道自己处于一个什么样的危险当中。

接下来，我们来说一说，如何对齿科进行SWOT竞争态势分析。

（1）优势

第一个优势是要有"第一"。如果友商心目中普遍认为你的种植项目做得很好，你的正畸做得很好，说明你有个第一；或者友商认为你的设备是最好的、最先进的，你的设备是第一名；或者认为你的美团点评做得第一，你的小红书是第一；等等。所有的商业当中你哪一项做得最好，这个就是你的第一优势。

第二个优势是独有性。别人都没有，只有我具备。比如，你有自己的加工厂，你有一些新的技术，你的品牌不可替代等。

第三个优势是有战略。你必须找到自己的生存战略。如果没有战略，你就是炮灰。所以请一定要记住，在任何情况下，战略是一个非常大的核心，更是不可复制的。

第四个优势是成本优势。比如，你的营销成本很低，不打广告但是小红书做得好。你在小红书上面获得一个新客户不需要花钱，而别人在上面获得一个新客户要1000元钱，你就有了竞争优势。

我曾经问过一个创业牙医，你有什么优势？这个创业牙医说自己的第一个优势就是自身是医生，不用担心哪个医生突然离职或者哪个医生不听话，大不了自己进手术室，可以亲自上台。第二个优势是已创业20多年了。当时我就和他说，这两个都不算是他的优势。因为当你天天钻手术室做手术时，你就没有过多的时间干你该干的管理。虽然你干了20多年，是被大众熟知的一个老品牌，但客户的内心永远都是逐利的，齿科的技术和服务也是在不断更新换代的。我见过很多新开的齿科机构，他们的技术和服务起点非常高，故而客户未必会因为你干了20年而去选择你。因此，我们自认为的优势，现在看来可能都不是优势，我们要学会识别假的优势。

（2）劣势

什么是劣势？一说到劣势，大部分人可能都会说，我的劣势是获客能力太差，医生技术一般……其实，这些通通不是劣势。劣势一定要站在客户的角度去看。对客户来说，什么是你的劣势？你家的地理位置可能是你的劣势,你家的装修可能是你的劣势,你的服务可能是你的劣势,你的体验感可能是你的劣势,你咨询师的专业度可能是你的劣势,等等。总之,你的劣势就是给客户带来了不好的感受。

客户来到你这里,发现你的咨询师在专业问题上的回答、解释都是一塌糊涂,这就是劣势。就拿我身边的一个例子,"齿科邦"有个员工叫静静,她做正畸时咨询过杭州的两家齿科,一个是杭州正畸头部齿科,报价费用是4万;另一个是连锁齿科,报价费用是3.5万,中间差了5000元,但最后她依旧选择了在第一家做。我找她做了内部采访,想了解她为什么这样选择。她说"因为第二家的咨询师让我感觉太不专业了,总是对我说现在有什么活动,有什么优惠,我的牙齿一定要做,再不做就会怎么样,过段时间她们的优惠政策就没有了,就开始涨价了等这些让人觉得和专业不搭边儿的问题上……而第一家的咨询师说的就很让人动心,将我牙齿的问题与数据进行分析后,用清晰的、我能懂的方式把方案讲给我,整个过程也给我普及了很多专业知识,彻彻底底地用她的专业征服了我。"可见咨询师的专业程度真的很重要,她宁愿多花几千块钱,选择第一家。这个事情也告诉大家,要从客户反馈导向来找到自身的劣势。我们可以通过访谈、电话等各种方式,找出客户不选择我们的理由,这才是齿科机构真正的劣势。

另外,地理位置非常重要,装修环境也是。以前,我认为这些都不重要,正如古人所说,酒香就不怕巷子深。我觉得环境一般也无所谓,只要手术做得好,客户就一定会选择技术好的,可后来我发现自己的想法错得离谱。举个例子,假设我今天要宴请你,想带你去一家装修环境很差但炒菜很好吃的餐厅。我就要不断地跟你解释,我今天带你去吃的这个地方菜可好吃了,但它的环境有点差,位置有些远,服务可能也不尽人意。或许等我说完这几点之后,你就不想去了。环境不好,位置很差,只是菜做得好吃，这只适合自己没事开车去吃，不适合做宴请。毕竟和朋友、合作伙伴去吃饭，是为了谈心谈事，联络感情，而不是单纯为了好吃的菜。因此，我们宴请时要找好的位置，可以是能欣赏江景、在空中可以俯瞰城市的黑珍珠餐厅或者米其林餐厅，这些地方环境舒适，菜品好，服务佳，装修高档，位置便利。如此选择，若你是那个被宴请的人，肯定也十分愿意前往。这是非常重要的，也意味着医生、服务、装修、地理位置、环境、咨询师都非常重要，少一样都不行。

（3）机会

你的品项能成为区域第一的可能性，就是成为 Top 1 的潜力，也就是你的机会。如果让我去看一家齿科机构的发展机会，我一定要看他的哪个品项或产品有机会能够成为区域第一。因为我知道要去找齿科机构的长板。每个齿科有长板，也有短板，但如果我们去齿科就是为了补短板，那就太难了，而且效果并不是最佳的。我们一定要学会把长板做得更长，放大优势，并且形成竞争优势，最后变成壁垒。

那是不是说有短板就很难发展，就很难有机会了呢？并不是，有短板不可怕，谁都有短板，但是我们一定要找到你的长板，加以思考，在你的长板的基础上继续发展，做成 Top 1。除了 Top 1 之外，你还要去思考。比如有没有做新物种的机会，即我们在细分领域能不能做到第一，或者在品类很饱和的时候，我们能不能创造出一个品类第一，等等。

（4）威胁

什么事情可能对你造成威胁？第一个威胁是客户产生交叉，也就是说团队是知道的，我的客户都被哪家齿科机构抢走了，他是怎么被抢走的，客户为什么从我这里被那家齿科机构抢走了。客户交叉越频繁，我们越要想办法去解决这个问题。

第二个威胁是新的替代者出现。什么是新的替代者？比如你做正畸，现在你突然发现有一家齿科做正畸比你还专业，比你做得还好，这就意味着它将可能是你的替代者。替代者的出现，就是对你的威胁。

第三个威胁是关键岗位人员的流失和离职。很多齿科在核心的关键岗位上是没有梯队的。假如一个饭店只有一个厨师，这个饭店的老板都要看厨师的心情，要看厨师高不高兴。同样地，你开一家齿科机构，如果只有一个医生，你就很容易被卡脖子，容易跟着这个医生的情绪去看齿科的发展。这就意味着我们在重大的岗位上不能够出现流失、离职一个人，不然会很痛苦。

如果一个齿科机构只有一个医生，有一天这个医生说我要走了，这时创业牙医只会说："你不要走，你说说我怎么做你才不走。"其实，当创业牙医说出这句话的时候，就已经给了这个医生特权。他说："你给我加点工资。"为了留住这个医生，创业牙医只能同意给他加工资。加了工资没多久，他又说"我要走了"，创业牙医又问"怎么做才不走"。他说"原来每周休2天太累了，现在我要每周休3天"。你硬着头皮答应了。其实到了这个时候，创业牙医心里也知道，这种局面维持不了多久。果不其然，这个医生过段时间又要走，创业牙医又问了之前的问题。他说："这样吧，平时有手术我就来，没手术我就不来了，然后我出去随随便便做个手术做个飞刀，你不用管我了，我就继续在这。"你会发现你一步一步地让步，他就会变本加厉地和你谈条件。终于有一天创业牙医忍不住了，说算了你走吧，创业牙医心里在滴血，只能重新找新医生，但找了一个又一个，技术不行，客户不买单。

我们一定要记住，关键岗位一定要解决人才梯队的问题。那怎样才能把这种关键岗位上的人留下来，不让他走？其实这种想法本身是不对的，我们不能去绑架员工，这是不道德的。当你的齿科没有良性增长的时候，你没有能力带着人家走，没有办法带着人家继续发展，你还不让人家飞走，这是行不通的。更不能说我培养过你，你要懂得感恩，然后用这种道德方式绑架员工，到最后大家会闹得很难看。

因此，真到了这个时候，我们要审视自己，我们自身能不能继续？还有信心、有能力带领他吗？当你没有成长，你也不确定自己能带领他向前走的时候，要放飞，这就是你最大的包容。我从来不会单向站在创业牙医的角度讲话，也从来不会单向站在员工的角度讲话。我们每个人都要向内求，我们允许一个员工"二进宫"。可以进，可以出，但是不能进进出出，这个很重要。

3. 通过服务差异化在大红海里找到自己的粉红区

齿科机构要脱颖而出,就必须打造自己独有的服务差异化。

用"多""快""好""省""心"这5个字做价值差异化,在差异化中找到自身价值,那么这5个字非常重要,5个字当中你把1个字用到淋漓尽致,你已经是冠军了;把2个字用得淋漓尽致,你已经是高级冠军了;把5个字都搞明白,可能你就消失了。

看到这里,大家可能会说,这5个字都搞明白,不是越多越好吗?为什么会这样呢?因为这5个字当中有的会相违背、相冲突,也就是说,你要是做"好"就不能做到"省",你做"省"就做不到"好",你做"快"就做不了"心"……所以,在这关键的5个字中,最多组合2个字,最多满足2个字,是没办法5个字一起做好的。

(1)多

比如,有的齿科机构在同城门店数量最多,这就是一个非常重要的价值。当客户看到你在当地的连锁有几十家,可能二话不说就进去了。原因是什么?因为客户觉得你的齿科能开这么多连锁店,那就是了不起,那就是有实力、有技术,会让人放心。

比如,医生多。你的齿科是这个城市医生数量最多的齿科医院;或者你的齿科拥有50多个技术,甚至还有很多专利,这些都是你的保证,也是你与其他齿科医院的不同;还有你的齿科是进口设备最多的齿科医院,买了很多台最先进的设备；等等。这些都是你的差异化。

（2）快

虽说慢工出细活，但不要认为快是没用的，快是一种非常好的体验。美团外卖能够脱颖而出，就是靠"快"这个字。比如，我今天不想出门，但我肚子饿了，那就点个外卖，然后发现点了外卖之后，最痛苦的就是纠结什么时候送到。很慢。在这个时候，美团外卖找到了差异化，美团外卖的骑手是公司自己的，路上所有的行程，包括正在前往商家中、已拿到商品，朝着你的目的地而来，距离多少米，约多少分钟到达等，都是透明的。相较而言，美团的"快"更胜一筹，其服务差异化也更明显一些。还有叮咚买菜，在网上选好自己想要的菜，下单不久后就送到了。这些靠的都是一个"快"字，以"快"为基点，从而体现出服务差异化而打造自己独有的区域和市场地位。

美国西南航空在"快"这个字上也做得很棒（这个也是我个人很喜欢的一个公司），一般情况，飞机到达经停地之后，需要收拾东西、整理、整顿飞机，需要很长时间，而美国西南航空只需要候机10分钟，就可以再次登机，这是一个非常大的差异化。相当于坐飞机的人只需要等10分钟就可以登机，不仅为航空公司创造更多价值，还为乘客节省了更多的时间。

有一些地方的体验感是非常差的，就是因为"慢"。比如某些医院，不管大病还是小病，只要一去半天起步，哪怕你只是流鼻涕去看个病、拿个药，也是半天起步，因为有太多的时间和流程都被浪费在"等"上。为什么到处都需要"等"呢？因为它每一个环节的信息不是实时连接，而是需要我们花费时间预约、排队，把一个个流程给连接起来的，即预约挂号、排队等医生、排队检查，结果出来后，再回来继续排队，给医生看结果、开药、排队、等药房叫号，最后才能去取药……就这样，半天的时间就没了。

因此，我们要解决"慢"这个问题。比如，我们的齿科在网上可以直接预约，不用排队，比如约好第二天上午10点到，不需要排队，预约好了零等待，来了之后马上做洁牙、美白一套就行了。另外，还有很多的齿科客户在微信上询问一些事情，我们也可以做到"快"，提高体验感和客户的满意度。很多机构回复客户的信息速度是非常慢的，那当我们把这个"快"当成差异化展示出来，并且践行到极致的时候，也就会成为我们的差异化。

（3）好

效果好，病例数据多，好评多，就会口口相传。你有很多好的病例展示，或者很多客户送你感谢信、锦旗，都能说明你在"好"这个字上做得很成功。

（4）省

俗话说，货比三家不吃亏。同样的东西，我的价格比较低，就会吸引更多客户的眼球，这就是"省"所带来的魅力。

为了说明"省"这个字，我还以美国西南航空为例。美国西南航空一开始只有三架飞机，25个职员，首航从达拉斯到休斯敦和圣安东尼奥，是一条仅有简单配餐，没有其他额外服务的短程航线。到如今，美国西南航空拥有营养至上的均衡配餐，拥有客户至上的完美服务理念，拥有多项远程航线，成为全美最大的航空公司，打败了很多的竞争对手。这都源于它在"省"这个字上做到了极致。它把成本压到最低，然后把票价定得非常便宜。美国西南航空发展成熟后，一些新秀航空公司也纷纷效仿，在价格上逐渐有更低于该公司的迹象。后来美国西南航空CEO出了新招，他们把所有客户的行李托运费全部免掉。在公司CEO宣布这个决定的时候，很多人都反对，认为这是不理智的，但是他告诉大家，虽然我们一年放弃5亿美元的销售额，但是我们会赢得更多乘客的尊重，并且能够得到更大的收益、更大的市场份额。事实也证明，当这个决策推出去之后，果然得到了一个非常好的结果。

（5）心

即真正服务到让客户感动，让客户如条件反射一般，听到别人提起牙齿，脑海中想到的就是你，脱口而出推荐你。我相信，创业牙医成立一个齿科机构的初衷，就是帮助客户解决牙患问题，走进客户的心里，获得认可和信任。

这里以海底捞为例，海底捞之所以成功，就是因为"走心"。它"走心"到什么程度呢？一对夫妇带一个小女孩去吃饭，走的时候小女孩要打包两片西瓜，服务员不同意。孩子委屈地哭了，这对夫妻就跟服务员翻脸了。服务员说二位先等一下，然后到后厨搬出来一整个大西瓜送了过去，并解释不让打包是害怕切开了，西瓜不卫生，夏天天气热，容易使孩子吃坏肚子。这对夫妇听后，立刻给服务员鞠躬道歉。这就是走心的服务！人家想打包几片西瓜，最后直接送了一个完整的西瓜，反过来客户还道歉了。

"心"这个字，如果放在美团点评上，那得有多大的杀伤力，即使只是放在齿科机构内，只要让客户看到，客户就会很放心。例如，客户对于付费洁牙不满意，我们承诺不问任何理由直接给客户退款。可能你会说，如果这样做的话，那齿科存在的风险太大了，万一每个客户都说不满意，那最后该如何收场。其实，大家先不要过多去忧虑这些还未发生的事情。人心都向善，作为创业牙医，服务于齿科行业，服务于客户，客户是感受得到、看得到我们对其的保证的，从而信任我们。要知道，敢承诺的齿科才是好齿科。

"多""快""好""省""心"，这5字我们究竟选哪一个？这就是我们要去思考的问题，选哪个字不重要，重要的是把你所选的那个字认真做好，做到极致，才能让那个字发挥出最大的效果，成为你独有的服务差异化。

4. 没有强大的品牌，利润只是暂时的

未来的竞争一定是品牌力量的竞争。

一个企业做得长久与否，决定性因素是品牌。没有强大的品牌，利润只是暂时的，未来的竞争一定是品牌力量的竞争。对于齿科而言，当下做得好并不代表会一直做得好，只有拥有一个良好的品牌，才有可能快速深入人心，并抢占市场。

（1）建立品牌

品牌是一种特殊的价值符号，它拥有与众不同的特殊标识，是形成品牌价值的基础，是品质优异的核心体现。想要赢得更多客户的信任，服务和帮助更多的客户，你需要做的是创建品牌，让你的品牌成为家喻户晓的品牌。品牌是什么？品牌是代表品类或特性的符号。你是代表这个品类，没有品牌就意味着客户在有某项看牙需求的时候想不到你，所以品牌就是齿科的护城河。

齿科机构打造品牌的第一步应从区域第一开始。据我观察，国内大部分的齿科连锁机构，品牌做得都比较欠缺，连而不锁。只有在客户心目中，你是连锁的，你才是真正意义上的连锁。你自己认为的连锁，一般都是假连锁。我之前认识云南的一名创业牙医，他所展现出来的"模式"就是假连锁，在云南省内很多地方都有这个连锁店，但也只是名字的连锁。这个创业牙医一口气开了5家连锁店，每天都是高铁达人，但是在每一个城市，

每一家齿科门店都没做到第一名。简单来说，就是这些机构在每一个城市都是呈现不上不下的状态。可如果他把这5家齿科门店都放在同一个城市，产生的效果肯定会不一样的。因此，连锁不妨优先考虑深耕区域。

大家可能都听过"持续正确的战略决策是你的核心能力"这句话，读起来谁都明白字面意思，但换个角度、换个方式来看，才能看出关键。"持续""正确""战略""决策"和"核心"，每一个词语都是非常关键的存在，而这恰恰也是形成我们自身品牌必须要走的一条路。只有当你做到区域第一的时候，做到了有自己品牌壁垒的时候，形成了当地文化壁垒的时候，你再跨出去，这才是最正确、最有效、最有利的一个决策。

齿科机构打造品牌的第二步应是打造齿科内部人才。古今中外，治国也好，治企也好，得人心者得天下，失人心者失天下，这是一个谁也否认不了的真理。在齿科机构中，人才是齿科良性增长的根本，创业牙医应善于识别和运用人才，只有做到唯贤是举，唯才是用，才能在激烈的社会竞争中战无不胜。正所谓"千军易得，一将难求"。在现在这个时代，人才可以说是最重要的。因此，齿科要做大，就要重视人才。

齿科机构打造品牌的第三步是做好宣传和推广。俗话说："王婆卖瓜，自卖自夸。"要打造齿科品牌，我们不妨主动宣传和推广，让市场和更多客户知道自己，不然即便自己的品牌健全、完整、有内涵，也没有办法提升知名度，所以打造齿科品牌需要宣传和推广。

（2）品牌不仅是标志，更是具有经济价值的无形资产

对"品牌"一词，最直接的解释就是，你是否代表了某一品类。品牌是品类的表达。这就类似于，谈到空调就是格力，说到凉茶就是王老吉，上班喝茶就是立顿红茶，快递是顺丰，外卖是美团，电商是淘宝，打车是滴滴，等等。包括你经常使用同一品牌的护肤品、洗护品，并且只认这个牌子，这些都是品牌。当消费者用到某一东西时，说出来的是你的品

牌名,那么,你就是品牌。就像谈到种植牙就想到你,那么你就建立了一个品牌,一个属于客户认证的、认可的品牌。一旦品牌在人们意识中扎了根,人们就会用品牌名代替商品名,比如:你说喝可口可乐的时候,你不会说喝饮料;你说吃肯德基的时候,你并不是说吃汉堡;你说要开宝马去兜兜风,你并不是说要开车兜兜风;等等。

因此,齿科机构要从实际出发,充分发挥自己的优势,找到一条适合自己的齿科品牌之路。创业牙医更要采取切实有效的思路与对策,着力加强齿科品牌创建,以品牌优势提升齿科核心竞争力,推动齿科良性增长。当然,这是我个人的想法,也有很多齿科机构有着自己成功创建品牌优势的思路和对策。

5. 齿科良性增长四象限

齿科机构不增长不可怕，可怕的是对自己的齿科机构处于齿科良性增长四象限中的位置一无所知，且做出错误决策。

不管你的齿科现在是何种方式增长，实际上都可以通过改进实现良性增长，也就是说只要是想长久地发展下去，从现在开始都不算晚，毕竟种下一棵大树，最合适的时间是十年前，其次是现在。因此我们的齿科现在正在哪个象限上要仔细分析，明确自己现在处于哪个阶段，这个至关重要。

在这么多年帮助成长型齿科良性增长的经验中，我总结出了一套自己的四象限分析法，帮助大家了解自己的齿科在哪个象限中。它们分别为第一象限"活下去"，第二象限"不增长"，第三象限"微增长"，第四象限"大增长"。

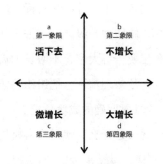

图 1-3　齿科四象限分析法

作为创业牙医,你必须要看清楚自己在哪个象限。第一点,什么情况下我们要活下去。假设我是一个新开的齿科机构,是一个一直亏损的齿科,是一个一直还没有实现盈亏平衡的齿科,那么我现在第一核心是要干什么?是先活下去。按照竞争攻略来讲,先活下去才是核心。一定要记住,只有让自己的齿科活着才会有机会,若齿科不存在了,一切机会,甚至可以让你成为第一的机会都不复存在了。

第二点,不增长。这是很多齿科机构都比较难接受的。什么情况下不增长?不增长是你的齿科没有核心品项,你的齿科组织架构梯队不健全。梯队建设要有一种境界,最差的是一个萝卜一个坑,好一点的是一个坑有两个萝卜,再好一点的是一个坑有三个萝卜。一个平衡的梯队建设是非常重要的,但是我们会发现在现实生活中,大部分齿科的组织架构是一排坑就只有一个萝卜,然后就出现一人兼多职的现象。像这样的齿科,是很难去做增长的。毕竟,这样的齿科要品类没品类,要团队没团队,要竞争优势没竞争优势,是很难实现良性增长的。如果你的齿科活下去的框架都还没组织搭建好的话,你就想要很快地增长,这无异于让一个婴儿像大人一样跑起来,后果可想而知。那如果你想要自己的齿科实现快速增长,应该怎么办?答案是先做出你的品类,做出你的团队,根据现状最应该练内功,制定当下的计划和目标。那如何去实现计划和目标呢?练内功,向下扎,做转型升级。应该去干什么呢?要先把自己的战略搞清楚。因此,我想要告诉大家,不增长的齿科机构,大多数是存在战略不清晰的因素,把战略理清晰,把组织搞明白,战略乘以组织就等于商业成功,这是一个非常明确的成功公式。

第三点,微增长。微增长是什么?就是齿科机构有短板。例如,营销有短板,运营有短板,管理有短板等。我虽有短板,但目前也解决不了,同时我也有自己的竞争力。这个时候我该怎么办呢?此时,我们就做微增长。

第四点，大增长。良将如云，现金流充足，市场有窗口期，好好大干一场，这才是大增长。同时我们要学会思考那些做得好的企业为什么会发展得这么好。很多企业即便在多年之后都练内功，比如老乡鸡，在安徽开了十余年，也传承了十余年，可以说它是安徽人心中的名副其实的餐饮品牌，但它一开始却一直不走出安徽，这是为什么呢？其实，为的是要么不出去，要么出去就复制一座城！结果就是老乡鸡走出安徽省后，进入南京、武汉立即各复制了 100 家，2019 年到上海也是如此成功。这就是十年磨一剑苦练内功的意志，要么不出去，出去就良将如云，出去就直接占领一座城。这就是老乡鸡能实现大增长的重要原因之一。

反观一些齿科连锁机构，它们的现状是什么样呢？听人家说这个城市好，还未开始就已经在幻想创立这个城市的品牌了。但真正去践行时，却发现自己连连锁都称不上。这是为什么呢？就是我们所说的"企者不立，跨者不行"。企业经营要先站稳脚跟，稳打稳扎，步步为营，等待合适的时机才能长久；若反其道，最后只会事与愿违，可能是轰轰烈烈的开始，最后草草收场。所以我想要告诉大家，有的时候练内功不是 1 年，2 年，有可能是 3 年，更有可能 5 年……关键是我们需要认真地思考，要搞明白这其中的原则。我们要深刻理解并领会齿科良性增长四象限中的活下去目标是盈亏平衡；不增长是为了改进改良结构；微增长是增加一个 10% 和 15%；大增长是增加 20%—50%，甚至更多。

清楚了这些原则还不够，我们还需按照四个原则去实践、去精进。俗话说得好："十年树木，百年树人。"一棵树木成材，需要十年之久，更别提一个企业和一个企业家。短则看 3 年，长则看 10 年，若看 1 年就去评价一个企业、一个人，这是不行的，也是不科学的。我们要看他的后劲。比如，你看到当年刚创业时候的我，你绝对看不到今天这样的我；你再看看今天的我，你也绝对看不到我10年后的样子。因此，我想告诉大家，现在我们往往看到的都是a象限，看不到b象限，这就是基于你的战略——短线行为。在战略中，长期主义者和短线行为会呈现两种截然不同的路径，这是一个值得深刻思考的问题。比如，做长期主义的就要有能够受得住煎熬的决心。你看到你的竞争对手一下子追上来了，而你还在后面的位置，望尘莫及，那种想要追却追不了的感觉是非常煎熬的。大部分创业牙医都是在坚持良性增长的过程当中，产生了孤单、怯弱的想法，看到前方竞争激烈，后方前赴后继，便掉头就走了。还有一些齿科机构处于恶性增长、肥胖增长的阶段，其创业牙医大部分也会选择掉头，这都是因为耐不住寂寞，最终又回到了原点。

6. 齿科良性增长的三层递进

齿科机构想要良性增长，需要走一步看三步，才有可能在前进的道路上越走越宽。

齿科良性增长的三层递进，分别是：第一，聚焦品类；第二，品牌定位；第三，战略规划。在齿科良性增长中，除了要了解自己处于哪一个象限之外，还需明白良性增长的这三层递进。

第一，聚焦品类。即舍九取一，极致聚焦。能做到断、舍、离、取的齿科一般是最有机会成为 Top 1 的。举个例子，假如你生活在一个只有 100 人的小村庄里面，那么请你看看村里的商店里一般都卖什么样的商品。无非是梳子、油、盐、酱、醋、米、裤子、袜子等日常所需的商品。但当你搬到了有 100 万人口的城市，那么你会发现这儿的商店商品繁多且有分类。既然这是人口数量多的城市，那么这里就存在极大的聚集，不管是人数，还是商品。比方说鞋店吧，它会分卖男鞋的、女鞋的，或分卖运动鞋的、皮鞋的，等等。市场越大，企业的专业性就越高。在齿科良性增长中也是同样的道理。

我还记得曾有一家齿科机构向我咨询一个问题，即为了更好地展现良性增长，齿科应该更专业化，还是更多元化？当时我的回答很明确，即应该更专业化。只有结合我们自身的企业基因，舍九取一地聚焦某一个擅长的领域，才有更好的未来，才能有实力对抗未知的变化。市场越大，齿科的专业性就应该越高，这是市场的重要原则。种植、正畸、修复、儿牙，甚至美白与洁牙，哪一个是你擅长的领域，这是你需要考虑的。

现在种植专科、正畸专科，甚至儿牙专科，越来越多，有的儿牙专科甚至有自己的游乐场，这是为什么呢？这是一个针对自己擅长的，再深耕服务的市场。当然，在2021年，我也看到了这样的情形，有把专业做简单了的美白齿科和洁牙齿科。说实话，我内心是非常感慨的。如果自己都不重视、不看重自己的专业，那么客户会买单吗？市场会买单吗？在市场竞争中，Top 1会因为你的"专业性不强"而照顾你吗？答案是不会。

当然，还是有大部分齿科能把自己的专业做得很好的，有的甚至现在已经是Top 1了。但需要注意的是，在做得很好之上，还要更好，力求最好。即便你现在已经是Top 1了，也不要分散精力，放松警惕。在你的身后，还有紧随其后，努力追赶的Top 2和Top 3。只要你松懈下来，他们就有可能会赶超你。我为什么会这样说呢？在多年的研究齿科行业发展，研究齿科良性增长现状的过程中，我发现很多创业牙医容易被眼前的"胜利"眯了眼，就像刚把一个东西做到龙头的位置，马上就会想着去琢磨别的。这就好比你辛苦栽种的一棵果树，好不容易刚结出果实，你就迫不及待地将那还未完全成熟的果实给采摘下来了。那果实能好吃，能甘甜吗？所以，我们一定要记住，在做到Top 1的位置时，要趁机巩固和筑牢自己的专业，扩大优势，形成1>2+3的效果。

第二，品牌定位。为什么需要品牌定位？因为现在的消费者面临着太多选择。一个行业的形成，本身就说明了不单单只有你一个人去占据市场，你无权去阻挡消费者去选择你的同行、你的友商。因此，品牌的定位更有助于你去聚集一群信任你、忠诚于你的齿科的消费者。

那什么叫品牌？客户想得到、叫得出来的才叫品牌。一个企业最有价值的东西是什么？是品牌。而品牌具有价值的前提是什么？是"等于"，是印象。一流的企业不是卖产品，不是卖服务，而是卖你在消费者心目中的印象。因此，当你的齿科在消费者心目中等于××齿科的时候，它才是你创建的品牌最有价值的时候。

当然，有少部分齿科会不理解，为什么一定要做品牌，只要自己把专业做好，让客户满意，在市场中有一定占位，也是一种做得好的表现。当然，专业做好，客户满意，在市场有占位，这是每一家齿科都要做的核心工作之一，也是做品牌的条件之一。但是，做品牌是做壁垒，有品牌才有一切，才能证明你的专业做得好，客户只要有牙齿问题的需求就能想到你，这才是品牌的魅力，才证明你拥有了自己的齿科品牌。在任何一个城市都是一样，有齿科问题需求，想到你并且选择你的时候，才能说明你的品牌已经深入人心，才有价值。品牌不是打广告，而是代表你与其他齿科的不同，是代表消费者认可、信任你的超级符号。品牌定位是找到自己最擅长的，把长板不断拉长。

第三，战略规划。大部分齿科在创立初期，就开始去规划后面5年、10年，甚至是50年后的事情，这对于一个齿科长期和持续的发展具有重大的意义，也是为了规划出战略。那什么是战略，怎么去理解战略？假设我们的战略是从A点到达B点，那A是起点，是我们的现状，B是终点，是我们规划10年后齿科机构成为的样子。A、B点其实就是我们当下的现状和未来的终点。而A点和B点中间的线路就叫战略路径。战略不是我们明年要制定多少营业额，创造多少利润，不是今年做了2000万元，便开始制定了明年要增长百分之多少，创造多少万元的利润。值得注意的是，战略并非金额，而是步骤，一个能让我们的企业从A点顺利走到B点的步骤。同时，A、B之间的路径有多长，并不是我们可以用尺子就能测量出来的。我们要分步实施，我们要找到A、B之间最短、最正确的一条路,最后顺利到达B点,这个才叫战略路径,也是最关键的。

现在齿科的现状是什么?大部分的齿科机构都没有一个明确的战略。比如,我们走完第一年的时候,发现走的这一条路遇到困难了,这个时候该怎么办?大多数齿科机构会选择,算了,这条路走不通,就去找第二条路。但第二条路走到一半时又遇到了困难,很自然的,又会想去寻找第三条路,如此循环。大家会发现,路径是一直在改变的,一直在不停地换。其实这就是没有聚焦,没有明确自己这一年到底想干什么事情,明年要干什么事情。既没有重心,也没有目标方向,这就是现在大多数齿科机构的现状。看到别人说这个方式好,就想干这个,然后感觉另一个更好,又立马开干。去参观一些同行的齿科机构,看到别人做得好,就想要直接拿过来,不带思考直接改一改商标就用。这个过程完全不考虑东西适不适合自身,因此就容易陷入迷惘,进入没有方向的恶性循环中。

目前很多齿科都停留在战略起点的位置,在选择第一步上面左徘徊、右徘徊,向左走一步,向右走一步,走来走去,低头一看自己还是在原地,耽误了很多的时间。所以我们要深入理解战略的定义:战略是看10年,定3年,干1年,半年复盘一次。只要记住这句话,基本上你的战略大方向是不会错的。

"看10年"指的是你看到你的齿科在10年以后会有什么样的未来。"定3年"指的是对自己已经做过的事情总结并制定出来的计划。为什么要定3年?我们要把第一个3年、第二个3年和第三个3年定出来,基本上企业的大方向就确定了。就像我们的国家也是经历了"十二五"和"十三五",目前正朝着"十四五"的阶段前进,开启了全面建设社会主义现代化国家新征程、向第二个百年奋斗目标进军的第一个五年。"定3年"之后,还应该怎么样做呢?先干三分之一。一年一年干,每一年干到一半的时候，我们要做半年度的战略复盘会。为什么要复盘？我们要复盘一下，有没有偏离战略的方向。如果没偏，我们就继续稳当地走，如果偏了，就去调整。

Part Two

齿科客户良性增长策略

1. 齿科机构与患者究竟是什么样的关系

一朝就医，终身为友。

在任何组织的内部，不会有成果出现，一切成果都存在于组织之外。总的来说，我们在所有齿科里面做的制度、组织框架、各种流程以及我们的激励薪酬，所有的内部制度都是应该围绕着外部的客户需求来设计的。毕竟，买单的是客户。不然你的组织的机制再完美、再完善，没有客户买单，那也没有多大的意义。故而，我们在做任何方案的时候，一定要结合外部客户的需求，而不是凭空想象，更不是以"我认为"去进行设计、制定。需要注意的是，把聚焦的目光放在客户身上，根据客户的需求制定制度，更容易挖掘到新的商机、新的模式。总之，你要记住，聚焦客户对制定制度是非常重要的。

既然客户这么重要，那作为齿科机构应该怎么样来对待客户才是正确的呢？很多人认为的是要满足客户的需求，解决客户的问题。其实这样的说法，我个人认为是有一点点不妥的。客户很重要，但并不是说过度地去维护客户，就是最正确的做法。每一位客户都有着自己的需求，但他们会有一个共同点，便是希望你的商品是最好的，而且，是免费的、不要钱的，还能享受到至高无上的服务。当然，这是大家都做不到的。另外，客户的需求千差万别，众口难调，你不可能做到满足每一个客户的每一个需求。

因此，我们不要过度地去把客户捧得很高。譬如说，一些齿科机构口口声声说把客户当上帝，但其实又做不到，那就显得很虚伪。当然，我们也不能忽视客户的需求。客户走进你的齿科，就是希望你能听取他的需求，从而得到一个解决问题的方法。那么，正确对待客户的态度就是把客户当朋友。大家都是平等的，你有什么需求，我要考虑在我的能力范围之内能不能满足你，而不是无视我自身的能力，超过范围的无条件满足。把客户当朋友，我们之间是平等的，应该以一种和谐的方式进行沟通，不是你高我低，或者我高你低，无论哪一种，都会呈现出一种不平衡、不平等的局面。

齿科是具有严谨、正规属性的医疗服务机构，不能像纯服务业那样。因此，我们要认真审视齿科与患者之间的关系，或者说与患者建立什么样的关系才是最好的。

我发现很多优秀的牙医、优秀的齿科咨询师都有一个共性，那就是客户朋友很多。当你与客户之间的关系呈现既是客户又是朋友的时候，你会发现，客户更容易信服你。有很多的医生创业，大多都是因为有了客户朋友的支持，才成功了。我记得，在多年前，当时的我对自己的未来方向感到迷茫，事业也正处于瓶颈期。偶然一次，我有幸和一位行业中创业近30年的前辈聊天。他问我："加旭，你觉得世间是先有了鸡，还是先有了蛋？"对于这个问题，我脑子里窜出的答案是鸡，但一转念，似乎又不对，是蛋。鸡与蛋之间的选择，顿时让我觉得不知该如何回答。最后前辈告诉我，鸡与蛋，孰先孰后，皆无所谓，关键是要看到二者之间的依存关系。这是一种自然的关系，关系产生的根源是事物的本身，是自然的规律。人是自然界所有关系的源泉，要解决所有的矛盾，就需要去协调人与人之间的关系。当你分析了人与人之间的关系，寻得了人与人之间的矛盾所在，自然也就寻得了破解困境的方法。

也正是因为这句话，让当时的我产生了极大的顿悟，不仅让我度过了那段瓶颈期，更是在我以后的人生规划、事业规划上，成为我突破一切艰难险阻的原动力。自然的关系,事物的本身,这是所有一切存在的开始,要解决任何问题,我们要寻找的便是源头。

世界上很多的联系都是源于关系,关系的维护来源于人与人之间的互动,无论是齿科机构之间,还是家庭之间,关系的协调、矛盾皆自于人。我们要维持一种关系的和谐,简单而言,就是要维护人与人之间的和谐关系。于齿科而言也是一样,医生与患者之间的关系维系,创业牙医与医生之间的关系维系,若是其中的一个关系产生了裂缝,就会产生一系列的连锁反应。错综复杂的关系,会产生无数的矛盾,当矛盾积累、发展到无法调节时,带来的便是毁灭性的结果。

对于齿科而言,医生的医疗成本、医生的学习成本是非常高的。一个口腔医生的成长周期非常长,本科5年,毕业1年后考执业医师,还有一些会继续攻读硕士和博士的口腔医生,那就是3年又3年,这样时间成本就更多了。其实,口腔医生是不容易的,他们需要得到更多人的关注和尊重。所以,如果社会和市场让牙医必须躬身入局,亲自做过多的服务,他们的内心是不太好接受的。因此一名牙医若能在钻研技术的同时,又为客户提供极致的服务,那对于齿科而言,这绝对是一个不可多得的人才。

在不断的学习和对齿科的细致观察中,我发现,其实我们和客户之间最好的关系应该是亲朋好友,这样两者之间才会产生更多有温度的故事。无须过度亲热,无须过度谄媚客户,我们只要表达出自己对客户最真实的友好,坚定树立自己想要帮助客户、为客户解决问题的信念。我相信,客户一定能感受到我们真挚的情感。我一直认为客户是上帝的信条不适合齿科行业。上帝在高处,意味着我们要尽可能地去侍奉上帝,这个视角是不对的。我们每个人在自尊心和人格上都是平等的。"一朝就医,终身为友"。在很多次的齿科服务过程中,我都阐述过这一观点,并且获得了很多创业牙医的认同。只有这样,我们才能与客户维持更和谐的关系。

2. SRE 客户价值筛选模型

超级满意、愿意分享给亲友并且自己有消费的客户才是齿科机构最有价值的客户。

一个企业的信用背书越高,它的口碑认可度越高,企业的知名度也会随着水涨船高,企业在市场中所占的比值也会越高。为此,拥有良好信用背书的企业也会形成一种良性的持续性增长态势。在"齿科邦"调查的大部分齿科机构中,我们发现,很少有机构会对客户数据进行系统化、科学化的分析,也很少有齿科管理者会通过数据分析客户的类型,研究特定的营销策略。也正是因为缺乏这种分析,往往会使很多齿科管理者在面对经营问题时,焦思苦虑,但又束手无策,这也是很多齿科收入停滞的重要原因。

一般而言,评判一家齿科是否良性增长的首要指标就是客户转介绍率。客户转介绍率是量化品牌竞争力与品牌价值的指标,也是推估品牌能力高低的指标,即是否满足外部客户需求的永恒指标。客户转介绍既然是转介绍,这就意味着会涉及人际关系的层面,而这里的人际关系主要起着帮忙宣传与介绍新客户的作用。对我们而言,就是老客户推荐新客户(初诊)就诊。老客户推荐新客户的频率取决于老客户的满意度、忠诚度及连接度。转介绍率越高,代表客户满意度越高,对品牌信任度也就越高。这些都可以用一系列的数据指标来验证,毕竟数据才更具有客观性、公正性。

所有客户的良性增长都是一种强关系的成长式增长,弱关系的拉新、过度低价都是虚假繁荣的陷阱。客户对口腔齿科的真实需求是客观存在的，但是，如何让客户心甘情愿的持续留在我们的齿科机构中，让我们为他们服务呢，这就需要企业对客户满意度，即口碑相传，给予一定的重视和提升。

在残酷的市场环境下，无论你是何种企业，以何种形式竞争，最后都会成为一种口碑上的竞争，对于齿科机构更是如此。换言之，口腔齿科的竞争也一定是口碑上的竞争。唯有获得客户的肯定与良好的口碑，才能实现齿科的名利双收。在变幻莫测的商业竞争中，人们常用一句话来描述竞争的残酷，那便是大鱼吃小鱼的过程。优秀的大齿科机构逐渐淘汰掉能力弱的小齿科机构，这是一个不断兼并的过程。若你不愿被淘汰，唯有做出有效的改变。

我们要提升服务水平，只有一流的服务才更受客户的青睐，获得更高的满意度。我们要改善与客户的关系，要明确口腔齿科不是做一次性生意。我们需要认真对待每一次的服务工作。我们要不断改善与优化后续的复诊服务，即我们常说的售后服务。即便客户第一次不满意，但可能还有复诊的二次纠正机会。总之，提高客户满意度对于齿科机构至关重要，能助推我们的品牌之路，树立好口碑、好名声。

当客户的售后服务得到保障，客户便没了后顾之忧。我们要把握住每一次为客户服务的机会，争取每次都能让客户满意而归。我把齿科机构与客户的关系比作渔夫和鱼。鱼在水里是自由的，客户也是自由的，他可以选择任意一家齿科就诊。而我们就好比渔夫，一个优秀的渔夫，有精准的判断力，他知道鱼的类别、鱼的喜好、鱼的价值，根据不同种类的鱼，使用不同的鱼饵、不同的鱼竿，知晓何时何地垂钓效果最佳。所以，我说优秀的医生要像渔夫一样，能准确定位我们的客户群体，他有哪些就诊诉求，是拔牙、补牙、牙齿美白还是牙齿整形等，依据不同的诉求，为他提供不同服务。但是多数时候，我们很多齿科机构提供完服务，就让客户到此一游结束了，并没有分外珍惜客户身上所潜藏的资源，更没有深挖与利用。我们的牙齿伴随我们的一生，漫长的岁月难免会出现各种各样的口腔问题，我们要抓住的不仅仅是当前，以后也还会存在口腔问题。另外，我们还必须深挖客户身后的整个家庭的口腔医疗问题，他们都是潜在的客户。因此，齿科机构必须做好客户的建档，以便于后续的维护服务工作，这点尤为重要。

  对渔夫而言，大鲸鱼的价值一定是大于数千条小鱼的价值。我们也要在口腔齿科的客户中寻找这样的大鲸鱼。这里有一个误区需要说明，很多人认为，消费越高的客户便是大鲸鱼。而我认为，大鲸鱼应该是高价值而不是高消费。高价值客户首先一定是对齿科高度认可，且愿意向身边亲友推荐的客户，其次再考量客户在消费金额等方面的因素，高消费也是其中考量的主要因素之一。高消费客户是一个人，是个体，仅仅是在一个消费额度层面上的量化称谓。比如有人认为，消费能力强便是高消费客户，消费能力弱便是低消费客户，这不能一概而论。这里我要着重点出两个不同的群体概念，即高消费客户与高价值客户的本质区别。前者大多指的是个体，后者则是一群人，是群体。群体有更深层次的含义，包含了高消费客户人群。高价值的客户的认定是多方位的，不仅仅是体现在消费额的高低上，更多的是在满意程度和转介绍上。只有客户在认可了口腔齿科服务之后，才能为齿科带来口口相传的宣传效果，为我们积攒更多的信誉和口碑，最终为齿科引流，让齿科获得源源不断的客源。而这些客源的获得成本低，效果好。有老客户的信任背书，新客户才能安心就诊，从而提高齿科的效益。在如此良性循环中，齿科机构才会走得更稳，发展得更远。因此，高价值客户才是齿科机构所需要的大鲸鱼。

  如今是数据化的时代，齿科机构讲究效率与品质，以数据为依托，用数据与事实说话。而语言表述往往更多的是流于表面，不能形象直观地表现出结果，更不能表现出高价值客户消费的频次高低。因此，要想获得最直观、最具价值性的客户满意度评价以及口碑转化的效果，数据便是最直接的表现形式。针对齿科机构如何获取高价值客户的有效信息问题，我专门研发了一套SRE客户价值筛选模型。在齿科的客户管理中，我们将所有的客户群体按照客户满意度的高低进行排列与筛选，将隐藏在深处的高价值客户进行深度挖掘，并且进行详细区分与维护。我们需要设定齿科机构的标准，但这里我要特别解释说明的是，由于每一个齿科机构的标准都各有不同，我们不能依葫芦画瓢设定统一的模式，而是要根据每个齿科机构的实际情况进行逐一设定。

在这里，我以服务过的一家齿科机构的标准为例来做个解释。这个齿科连锁位于杭州，是一个有着3家连锁的齿科机构，开业近10年，沉淀了很多的高价值客户，但缺乏管理，导致疲于找新。经过我们团队调研和数据分析，将客户按照三个维度满意度（degree of satisfaction）、转介绍（referral）、消费额（expenditure）进行降序排列。当某个客户在数据上显示的都是高分的时候，就是我们的高价值客户。这也是我在口腔齿科的运营管理中的一个专利，叫作SRE客户价值筛选模型。

SRE客户价值筛选模型具有广泛的适用性，它不限齿科开业时间长短，不限齿科规模大小。这对帮助齿科快速找出大鲸鱼客户起到了重要的作用。SRE客户价值筛选模型在众多齿科使用的过程中，都极其有效。以下是SRE客户价值筛选模型的简单说明。

在SRE客户价值筛选模型的三个维度中，首先从满意度方面进行分析。事实上，在日常生活中，我们经常会碰到需要对满意度进行评分的现象。比如，我们在美团外卖点餐、淘宝购买商品、银行业务办理等，都会遇到要求对他们的服务进行评价，或者是对满意度进行评分等情况。这一行为的主要目的就是通过客户的反馈获得真实的数据，以便让企业能够更好地发现问题，进而有针对性地去改善。这对提升我们的服务水平至关重要，是齿科机构运营中不可缺少的一环。

在 SRE 客户价值筛选模型中，按照从高至低的排序方式，分别将满意度、转介绍、消费金额设置为三档：满意度 5 分（含）以上为 S1，满意度 4.0 分（含）—5 分（不含）为 S2，满意度 4.0 分以下为 S3；转介绍 5 个客户（含）以上为 R1，转介绍 2—4 个客户为 R2，转介绍 2 个客户以下为 R3；消费金额 5 万（含）以上为 E1，消费金额 2 万—5 万（不含）为 E2，消费金额 2 万以下为 E3。

根据评分、档位的不同，改善的策略也不尽相同，但齿科机构的最终的目的都是想用更优质的服务来提升客户的满意度，以此来增加客户对齿科机构的忠诚度，从而提高齿科机构的声誉。据此划分，这里会得出 27 种客户价值模型，每种客户价值模型都揭示着如何有效地管理客户。

客户对齿科机构满意度的评分大致可以通过我们医生的水平，前台客服的接待服务，咨询师的帮助，还有齿科的环境等来判定。诸多因素影响着客户的评价，影响着客户是否还愿意接受后续的服务，以及是否愿意带新客户来齿科机构就诊。以下是我服务过的齿科机构设置的客户满意度评价表，可供参考。

S　satisfaction　　满意度

R　referral　　　　转介绍

E　expenditure　　消费额

超级满意、愿意分享给亲友并且自己
有消费的客户才是齿科最有价值的客户

S维度
满意度　5分（含）以上为S1
满意度　4.0分（含）—5分（不含）为S2
满意度　4.0分以下为S3

R维度
转介绍　5个客户（含）以上为R1
转介绍　2—4个客户为R2
转介绍　2个客户以下为R3

E维度
消费　5万（含）以上为E1
消费　2万—5万（不含）为E2
消费　2万以下为E3

姓名	满意度定级【S】	转介绍定级【R】	消费额定级【E】	客户价值模型
杨**	5	5	89392	S1R1E1
段**	5	6	4800	S1R1E3
张**	3	0	65300	S3R3E1
王**	5	3	26500	S1R2E2
白**	4	1	76837	S2R3E1
李**	5	4	7000	S1R2E3
张**	3	0	3900	S3R3E3

图 2-1　SRE 客户价值筛选模型

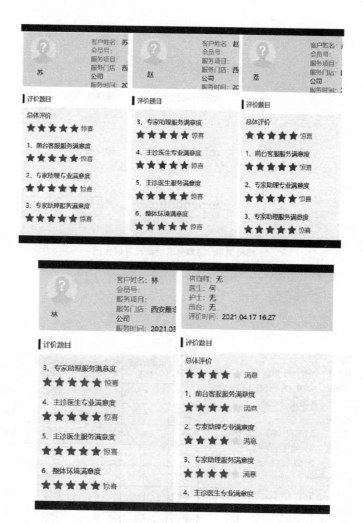

图 2-2 客户对齿科机构满意度的评分

其次在转介绍客户方面,由于齿科机构是具有很强专业性的服务行业,它提供的是一整套流程的服务,有售前、售中、售后服务,并不像在某些网购平台购买商品那么简单,只需快递到家,客户满意,交易就算结束了。我们从一开始就要明确我们是医患关系。医生责任重大,不仅有当下的就诊,后续还有复查、复诊。在就诊期间,我们与客户有较多的接触、交流时间,我们要努力做到让客户满意,博取客户的信任。只有这样客户才有可能主动为我们转介绍客户,或者当我们主动出击,向客户提出转介绍客户方面的要求时,也相对容易一些。

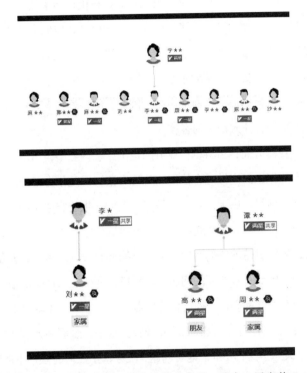

图 2-3 转介绍:客户分享给其他家属、朋友、同事等

齿科机构要想拉近与客户之间的关系,就要坚守医患两者之间平等的相互关系,唯有将两者放置在同一个天平之上,两手维护方可持续发展。因为齿科机构的可持续性发展,是建立在医护人员专业的技术,崇高的医德以及对患者的尽心尽力之上的。医护人员是与患者近距离接触的第一人,患者是否信任齿科机构,最主要的原因还在于与医护人员之间的关系。为

此，若是要让齿科机构与患者维持良好的关系，齿科机构的管理者就要保持对医护人员的良好关系。医护人员与齿科机构之间的良好关系也会在很大程度上影响医护人员与患者之间的关系。当齿科医护人员维护好当下的医患关系，并让患者对医护人员产生了极大的信任与依赖，相应地也会让患者对齿科机构产生巨大的信任感。当患者对齿科机构产生信任感后，患者的转介绍客户自然便水到渠成了。因为高度的信任，他们会介绍更多的朋友前来齿科机构就诊。他们的亲身就诊经历更具有说服力，通过他们传播给自己的家属、朋友、同事等朋友圈，再通过进一步的裂变扩大影响力，继而转介绍客户就自然而然不断地增多。因此，维护好与老客户的关系就是为将来打好基础，注入稳定的客流。

最后在消费额方面，齿科机构业务的范围广、内容多，可以依据每个患者的诉求为他们量身定做适合他们的就诊方案，以及依据他们能接受的程度来施行服务项目。由于口腔服务是伴随人们一生的服务，而齿科机构众多，客户一次不满意，下次就有极大可能另选他家。对客户的留存和拓展就成为当下齿科亟待解决的问题。齿科机构要有长远的眼光，要从全面和长远的眼光考虑消费额方面的问题，齿科机构要传达给员工的信息是不论客户消费金额高低都必须一视同仁，服务水平只能提高不能降低，不能仅凭客户在某次服务项目的金额低就降低服务水平，金额高就享受特别高的待遇，这是大忌。我们要辩证地看问题，服务水平任何时候都不能降低，既无须过分殷勤，让客户琢磨不定，有落差，也不能让客户感受到不公平待遇。

姓名	年龄	性别	患者类型	消费金额
王*	63岁	男	种植	28000
江*	45岁	女	综合	10500
马*	56岁	女	种植	46800
陈*	58岁	女	综合	12000
杨**	54岁	男	综合	46000
张*	55岁	男	综合	16830
严**	23岁	男	综合	18400

姓名	年龄	性别	患者类型	消费金额
李*	20岁	女	综合	38119
刘*	57岁	女	种植	8260
周*	48岁	女	综合	6500
付*	57岁	女	综合	5380
刘**	27岁	男	种植	26700
王**	64岁	女	综合	18000
马**	77岁	男	综合	11180

图 2-4 消费额：客户的累计消费

事实上，客户也喜欢找熟悉的医生，让他持续为自己服务。这是因为前期双方有过接触，相互间更了解内情，沟通交流更顺畅，也更容易相互接受。一般情况下，客户也不会轻易变更医生。客户虽然在消费频次和消费额度上不尽相同，但最重要的是我们要尽可能地留住所有能留住的客户，争取让客户发展更多的转介绍客户。以优质的服务和客户满意度为前提，在后续的服务中，随着时间的推移，客户累计消费额自然会让我们有很大的惊喜。

通过以上三个维度的评判，依托这些数据，让齿科机构在管理上更清晰明确，也更具有针对性。数据虽然是客观性的，但齿科机构可以发挥主观能动性，进一步改善不足之处，提升齿科机构的口碑和价值。这些就是SRE客户价值筛选模型的效用。

在SRE客户价值筛选模型中，如果齿科机构把高价值的客户比作大鲸鱼，而每一个大鲸鱼周围一定会有大鲸鱼群。因此，我们首先要让大鲸鱼成为你忠实的客户，这样你才有可能会收获大鲸鱼群。同时我认为，鲸鱼也是可以"圈养"的。这里的圈养不是强制的,而是无形的。我们通过诸多方式潜移默化地感染他,说服他,让他围绕在你身边,不走远,看似自由,但是又舍不得离开你。发生问题时,他能够首先想到你,而你要做的就是不断地给他惊喜,让他满意。我们常说由俭入奢易,由奢入俭难,这是人的本性。从心理学角度去分析,这是人的特性,是由于长期适应于某种习惯而难以改变的行为所致。若是齿科机构可以适当地培养客户的特性,让客户在服务当中形成某种习惯,必然会大大增加患者对齿科机构的忠诚度。

通俗地说,若客户在治疗的过程中享受到了其他齿科机构难以达到的某种服务,而当这种服务深入人心,并让其养成习惯时,那么客户将难以戒去,自然也就很难再去接受低于这个级别的服务。不然,他的心里会有明显的落差。这个底层逻辑比较容易理解,这也就是我所说的"圈养"。齿科机构领会到这层逻辑后,只需要做加法。具体方法是,当客户已经是你的忠实客户时,你只需花个 100 元的服务成本提升 30% 的满意度,给他制造惊喜。很多齿科机构都愿意这么做。俗话说,舍不得孩子套不着狼,有舍才有得。往后客户只会更认可你,也愿意为你宣传。齿科机构再继续重视后续的转介绍客户,他们同样也能给齿科带来极大的惊喜。我曾在王海鹏医生编著的《青年牙医职业规划》中看到一句话,特别认同。书中说,优秀的牙医可以在 3 个月内,把患者发展(转介绍)到第五代。这种做法是一种双向的奔赴。齿科因客户的口碑宣传而提升了品牌价值和收益,客户也因在齿科享受到更加优质的服务,而有了裂变思维。齿科机构有裂变,主推的项目才有可能快速增长,尽管开始数量少,但一旦开始裂变就会像细胞分裂一样,极速蔓延开。我们发掘的高价值客户也会在裂变营销中感受到服务和实惠,这是一种皆大欢喜的方式。

培养高价值客户是大有益处的,他们相当于种子用户,起到了非常关键的作用，有利于带来新的客户和稳定的客户流量。SRE客户价值筛选模型对于寻找高价值客户、培养高价值客户可以起到事半功倍的效果，凭此可以改变齿科客户画像以及客户格局。按照浙江省统计局（2020年）调查推算，杭州市2020年常住人口为1196万人，每一家齿科只需要600个高价值客户，月平均转介绍率40%，平均每人消费1万，则每月会有600×40%×1万=240万。这个转化效果惊人，对齿科机构具有很大的吸引力，给了齿科机构很大的推动力，让齿科机构有更大的发展空间可以挖掘。

对于齿科机构而言，该模型虽然适用，但还是要根据具体情况应用。首先，齿科是一项重服务、讲体验的医疗领域消费。其次，客户的消费频次相对更低，周期也更长。例如，基础护理的一个洁牙护理项目的周期是一年一次。最后，消费金额由客户的就诊项目而定，如进行拔牙还是种植牙，价格各不相同。客户除了首次就诊口腔问题，后续在消费项目上是可以通过医护人员的宣传引导往更高、更好的方向上引导的。当然，一切还是以客户的意愿和经济实力为基础。比如，客户在就诊过程中，医护人员就可以对其进行关于定期护理牙齿重要性方面的宣传引导，还可以针对职场中的年轻人关于拥有一口洁白、整齐的牙齿的重要性进行宣传，这些都是可以让客户在口腔问题上，增加对消费项目的选择和消费频次，让齿科和客户产生更多、更长期的关联，从而获取更多的经济收益。

不同于日常的商场购物消费可以随心选择，或是进行线上购物，就医之事关系一个人的身心健康，十分讲究专业性和安全性，而人往往对未知的事物充满恐惧和不确定性，为了心安，大多数人会选择大众认可，或是亲朋好友推荐的选项。这也是很多知名医院、门诊和医生门前患者络绎不绝，而默默无闻的门诊和医生却是门可罗雀的原因所在。客户的口腔问题往往具有突发性和周期性，像突发性的牙疼，智齿发炎，小孩的换牙、拔牙，周期性的洁牙、美牙护理等口腔问题，客户优先选择专业且有资质的大型齿科就诊。然后，患者便希望能得到资深且专业的医护人员的问诊、处理。这是人性使然，任何人都想得到最及时、最佳的治疗，得到最安心满意的服务。换位思考，齿科机构要想发展，就必须想客户之所想，尽可能地打消客户的顾虑和恐惧，提高门诊各方面的综合实力。

齿科运用 SRE 客户价值筛选模型筛选，一切都要以人为本。人是理性和感性的结合体，提高人性化的服务水平，提高客户的满意度，让头回客变成回头客并不难，只要从心出发。

齿科机构是一支具有专业性、有资质的医护人员团队，他们通过自己的专业知识，借助先进的设备，能快速了解病因和客户的诉求，提供解决方案，处理口腔问题。齿科所维系的和谐的医患关系是相互信任和尊重的关系，齿科机构务必让客户就诊时感受到关爱，用满腔的热情去接待客户，倾听客户的诉求，让客户有安全感与信任感。门诊有效的沟通服务，可以消除客户就诊时的不安情绪和疑惑，进而提高客户的满意度以及信任感。客户满意度越高，下次遇到口腔问题再一次来齿科机构就诊的可能性就越大，转介绍客户的可能性也越大。头回客变成回头客，回头客又自主转介绍新客户，裂变新客户，逐步扩大影响。影响力越大，齿科的美誉度和知名度就越大，带来的效益也就越大。

在齿科机构中，客户享受到优质的服务，服务达到客户内心的满意值，客户就有可能会对亲朋好友进行宣传，相应地就会在潜移默化中扩大齿科的影响力，从而进入了齿科机构的裂变有效循环。头回客的持续性增长，同时也带动了齿科机构的活跃度。同理可证，齿科机构保持高水准服务，让客户满意度提高，头回客再次变回头客的概率就越大；客户的活跃度越大，消费额累加自然也就水涨船高。让头回客变成回头客，让回头客裂变头回客，从而开始正向的循环，进入有效循环机制。因此，我们必须重视回头客的价值，服务好回头客。

SRE 客户价值筛选模型是衡量客户价值和客户创利能力的重要工具和手段。影响力、活跃度、满意度和消费额四者是相辅相成的关系。满意度是为了达到消费额和增加企业的影响力，而企业的影响力也会进一步扩大齿科机构的活跃度和销售额。满意度越高，消费额就会越高。只要达到客户的预期值，也就是满意度，回头客再次消费的可能性也会增加，从而带动消费额的提升。

因此，齿科机构必须一切以人为本，以客户为中心，提高齿科专业技能的同时，给客户带来踏实无忧的温暖。口腔问题伴随人的一生，这是一门长期的事业，提升齿科品牌知名度和美誉度是企业生存必须长期坚持做的事。齿科机构要竭尽全力提升客户的满意度，增加客户对齿科的黏性，让头回客变成更多的回头客。因为齿科机构的竞争实际上就是口碑的竞争。在商场中，企业的信誉是无价的。齿科机构为患者提供最好的服务和帮助，这也是一家齿科机构存在的意义。我们是帮助客户解决口腔问题的天使。

3. 会员——齿科机构最大的资产

针对优质的客户就要有优质的服务。

会员是什么？这里我们有必要了解一下会员制度的发展历程。所谓知其然，更要知其所以然。商业性会员制度最先是在美国流行开来的，之后传到全球各地。会员制在所有营销模式中占据了重要的地位，并且得到许多门店的广泛应用。如今，实行会员制度意味着可以培养客户的忠诚度。最早采用会员卡制度的企业是亚马逊，凭借网络影响力使这一模式得到空前传播，之后这一先进理念被很多人模仿。现在有许多齿科机构将这种会员制度进行升级改革，但不管如何变化，其最重要的依然是捉住消费者的心态。消费者一边享受会员制带来的优惠，一边也会在无形中受到会员消费的束缚。会员制的出现提高了门店的营业额，而且还能维持稳定的人流量。

会员制是一种人与人，或组织与组织之间进行沟通的媒介。它是由某个组织发起，并在该组织的管理运作下，让客户对其感兴趣，从而主动加入该组织。在这个过程中，该组织不仅能够与客户保持一个长久且稳定的友好的关系，而且也能继续为其客户提供更优质、更多样化的服务。简单来说，在当今的社会潮流中，会员制逐渐成熟，且呈现日趋多样化，甚至成为许多齿科机构在运营管理转型和升级时的抓手。比如，饭店、美容院、各种视频网站 App 和网购 App 等，推出会员制是为了更好地锁定客户进行服务，会员的需求不同，提供的商品也会不同，这样才能深入了解会员所需，让服务真正打动会员的心。

常见的会员分三种类型：一是付费型会员，即一次性支付会员年费，享受会员身份带来的尊享权益；二是储值型会员即先消费，再办卡，后划扣，不同会员登记不同的尊享权益，级别越高，累计权益越多；三是消费型会员，客户一次性消费达到某一会员等级，即可享受对应的会员权益。对于齿科行业而言，用得比较多的是储值型会员和消费型会员。储值型会员属于付费会员体系，消费型会员属于等级会员体系。两种会员体系是两种不同的策略，侧重点有所不同，付出的人力、物力、财力也截然不同。后者的等级会员明显得到的权益会更多一些，齿科机构为此付出的心力也比前者多了许多。因此，齿科机构必须结合自身的条件，两者相较，取其一，当然也可二者结合进行适当的调整。总之，一切从实际出发，直到找出适合自己的那个会员体系。

如何判断自己的齿科机构适合哪种会员体系，可以从以下两点切入思考：

（1）"二八法则"是否明显？"二八法则"也叫二八定律、关键少数法则，是一种可以量化的实证法，在齿科机构管理中被广泛地运用，是指仅有20%的变因操纵着80%的局面。对于"二八法则"明显与否，我们需要看具体的数据分析。数据是分析问题的关键依据。假设在"二八法则"明显的情况下，齿科机构运用重点资源维护重点客户的策略就显得至关重要。此时我们采取等级会员（成长型会员）的会员模式就更为合适。若客户分层不明显，则更大可能性上会选用付费会员体系。等价交易的原则注定了齿科机构提供的服务价值与客户所付出的价值是相平衡的。这也从侧面说明了一分钱一分货的道理。

（2）毛利润够不够高？齿科机构毛利润高低决定了齿科机构实行的

策略方针是否奏效，是否需要调整。齿科机构生存的目的就是盈利，没有足够的利润就不足以刺激齿科机构形成向上发展的动力，支撑齿科机构的运作。因此，我们需要分析毛利润的数据，根据毛利润的高低，以一切有利于齿科机构毛利润的增长为选择依据，最终决定使用哪一种会员体系。毛利润够高，说明更多的收益是来自于重点客户的消费。此时我们采用等级会员体系更佳。毛利润低，则是重点客户数量严重偏少，导致整体毛利润下降。这就需要我们积极拓展重点客户来改善局面，同时也需要重视大多数普通客户的诉求。此时我们采用付费会员的体系则更为合适。

齿科机构采取哪种会员体系也需要结合当地经济发展水平，因地制宜，采用最适合当地齿科机构发展的会员体系，提高利润是第一要务。在齿科运作中，我个人比较喜欢使用消费型会员制。储值型会员制更多是被一些齿科机构用来做促销的，会导致一些客户质疑"齿科的会员都是一种套路"。这不利于长期持久的绑定客户。但从一定程度上来说，会员制并不是所谓的"套路"，而是一种升级型的商业模式，是一种以会员为核心的商业模式。对齿科机构而言，会员是重点服务对象，是齿科重要的收益来源。齿科机构可以根据"二八法则"，找出少部分真正优质的客户，集中有限资源着重维护重点客户，以期达到最佳的盈利点。

为了服务好会员，齿科机构需要通过简单的规则筛选和分类出精准的客户（SRE客户价值筛选模型），用会员身份的尊享权益锁住客户，并持续地为会员提供更优质的产品、服务及美学理念，绑定家庭成员，进而实现增加会员回头频次及转介绍，形成口碑经济，构成良性增长的商业模式。为此，我们就得设立一些门槛以区别优质客户和普通客户，并用优质服务促使不同级别的会员进行打卡、升卡、续卡及转介绍，形成口碑经济，进而养成一种可持续性自动盈利的商业模式。

一个齿科机构的成长性，其中有个很重要的指标就是看一个齿科机构的规模和有效客户的数量，也就是会员数量。一个齿科机构倘若被收购，评估体系中对价值的考量之一就是你有多少有效客户，以及该齿科机构管理客户的水平。从资本运营的角度而言，衡量一家齿科机构是否能够创收，是否能实现可持续性战略目标，一定要看它拥有多少有效价值的客户，即VIP客户群。这个群体每年对齿科机构创收贡献值如何？持续消费值如何？每年消费指数如何？消费频率怎样？齿科机构本就属于特殊行业，为此口碑客户的占比显得尤为重要。这就要求加强对会员制度的有效管理与运用，以此增加客户的黏性。一个齿科机构特别是做服务行业的齿科机构，最值钱的应该是什么？是齿科机构的品牌，是齿科机构的管理水平、服务水平，具体表现为客户对齿科机构的忠诚度（黏度）。

如今是数据共享时代，更多的是以数据基准来佐证齿科机构是否有良好的发展前景，这也更加体现了会员制对于齿科机构的重要意义。我曾经与深圳一家知名齿科连锁品牌创始人就关于齿科机构会员制问题进行讨论。当时，我就提出过，未来收购一家齿科机构的衡量标准之一便是忠诚客户数量。我们可以这样理解，让有效客户对齿科机构产生信任与拥护，再通过他们进行复制性的口碑宣传，这样的一种有效客户的口碑宣传将会是齿科机构发展的特色之路。而我们集中精力要突破的便是增加会员制中的有效客户。只有有效客户才能够增加客户的黏性，也才能促进客户在这个体系中进行持续的消费。假如每一个新进来的客户都能产生黏性，就能够带给这个齿科机构稳定的经济回报。

那要如何增加齿科机构的有效客户？首先作为齿科，我们要展开多元化的项目计划。例如，我们专为会员定制家庭口腔护航服务，集预约就诊、口腔健康管理、实时咨询为一体。除使用国际尖端诊疗技术、设备等基础服务外，还增设口腔健康督导、定期检查、上门服务、家庭护牙礼包等增值服务项目，以弥补家庭口腔健康管理的空缺，提升口腔健康水平，达到

"治已病，防未病"的终极目标。

其次，我们要进行会员客户满意度回访。客户满意度回访是极为重要的一环。通过满意度回访可以检测院内医疗质量和服务质量的效果，从客户视角帮助院内查漏补缺，提升院内医疗服务质量。同时开展陪诊服务作为补充。陪诊服务是检测院内各项流程是否规范实施的重要途径，以期实现以客户视角查找就诊服务流程的缺陷，帮助院区优化流程。

接着，我们要明白，会员服务要"少则多，多则惑"。若我们以圣人抱一为天下式的经营理念，以及降维打击的服务方式，让会员在享受过一次好的服务后，就产生了进一步的期待，那么他就不会再想去降级消费。这也就是我们所说的由俭入奢易，由奢入俭难。

最后，会员服务要抓住 Top 客户，实现齿科"名利双收"重要战略目标。从长远来看，这可以改善齿科 3—5 年客户画像以及客户格局，提升品牌价值，稳定客流，实现持续稳定的收益。

Top 客户管理法则

对于 Top 客户的开发和管理，齿科机构要制定相应的法则和根据法则实施的方案，Top 客户的管理会更加高效。

1. 定制化服务：专属诊疗通道、专属物品、超至尊接待流程、伴手礼品、回访频次……

2. 高质量情感维系：专属客服、日常互动、专项基金、节日惊喜、沙龙活动……

3. 形成到院习惯：制定长期保健计划、赠送体验项目、绑定家庭、留存长期影像对比报告、高频口腔预防项目……

4. 占领客户心智：认同品牌价值、熟悉品牌优势、形成品牌传播

这些方案策略对维系头部会员起到了非常大的作用，一方面让头部会员切实体会到组织的温暖，感受到被重视和优待，有了情感上的寄托，

心情愉悦；另一方面也得到许多的意外惊喜和实惠。所以从情感方面和权益保障方面考虑，相信多数人都会选择维持这份老会员的荣誉。这也是齿科机构针对人性弱点做得较为成功的地方。

会员模式成功的关键不外乎对细节的重视，研究、揣摩客户的心理，从客户角度出发，在服务内容之外，给客户多一些意料之外的惊喜，博取客户对齿科机构的认可、信赖以及持续的合作关系。会员的优势在于一切都优先于其他普通的顾客，凭借他付出的更高价格，享受到更优质的服务。尽管每个人的价值评判标准不一样，但只要达成客户的服务意愿，且他对结果表示满意，那么客户也会十分乐意将其分享给身边的朋友。这就说明大家认可这种会员体系，从而带动齿科机构的发展。

"占用顾客的时间就是占用他的钱。""圈住的会员有多少，你的流量池就有多大。"齿科机构就是要通过建立齿科会员制，通过精准、高频服务取得会员信任，以口碑为途径，以会员亲友为范围，吸引高品质客户群体，使会员量达到裂变。让我们的齿科能够做大、做强，在盈利的同时，为更多人提供更优质的服务，回馈社会。

会员服务权益案例展示

以下是我为国内一家名医齿科做的一个会员服务权益案例。我为其做了一套完整的会员系统，使用效果显著，会员满意度趋近于100%（平均满意度），齿科转介绍收入占比由原来的23%提升稳定至40%—60%之间。

权益1：享有24小时家庭牙医实时咨询服务权益

权益2：享有亲友共享折扣及会员积分权益

权益3：口腔异味、菌斑检测（TBI）服务

权益4：私人定制口护大礼包

权益5：沙龙体验活动
权益6：亲友储值卡
权益7：专享节日礼
权益8：私享定制饮品及马克杯

4. KOCL 闭环模型

齿科机构需要不断地发掘、开发新的超级粉丝。

谈到 KOCL 闭环模型,有必要对这个英文缩写单词解释一下,以便让读者更容易理解今天的主题 KOCL 闭环模型。

KOC,英文全称为 Key Opinion Consumer,即关键意见消费者,一般指能影响自己的朋友、粉丝,产生消费行为的消费者。KOL,英文全称为 Key Opinion Leader,即关键意见领袖,在某个领域发表观点并且有一定影响力的人。KOC 和 KOL,前者是消费者意见领袖,后者是关键意见领袖,两者都是能左右消费者购买决策的人。两者虽然都是意见领袖,但具体来说,二者又有所区别。

表 2-1 KOC 与 KOL 的区别

KOL和KOC的区别		
属性	KOL	KOC
中文解释	关键意见领袖	关键意见消费者
英文翻译	Key Opinion Leader	Key Opinion Consumer
角色定位	专家、名人、明星、网红等	朋友、普通消费者、转介绍者等
流量大小	大	小
转化比率	较低	较高
互动效果	弱	强
和消费者的距离	远	近

KOC 与 KOL 只差一个单词，但是二者的优势各有不同。KOC 传播离用户更近，更加真实，他并不是作为专家形象进行产品推介，KOC 与普通用户联系更加紧密，更容易得到客户的信任。KOC 的优势是更垂直、更便宜，但是传播面和影响力没有 KOL 强。在营销学上，KOL 拥有更多、更准确的产品信息，他是被相关群体所信任的人，并对一个群体的消费行为有较大影响力的人。KOL 可以理解为消费者群体中发表关键意见的领袖。他们具有很大的影响力，贡献突出，具有很大的价值。KOL 不仅可以助力销售，还可以凭借自身舆论影响力强化品牌。也就是说 KOL 不仅仅是有较强的影响力，更是线上广告牌。因此，他的影响力和覆盖面会比原来更广泛。

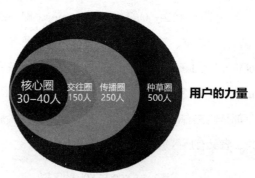

图 2-5 用户的影响力

相信大家看到这里，是不是 KOC 和 KOL 都想要？是的，我相信每家齿科机构都想要。我在开发 KOC 和 KOL 市场过程中，发现这两者是可以齐头并进，可以合二为一的。于是，我有针对性地研发了一套 KOCL 闭环模式，并得出自己的方法论，即一个 KOCL 的成功必经四个阶段：发现、培育、挖掘、收获。一个 KOCL 的成功，不是突发性的，而是齿科机构和用户通过一系列的磨合培养出来的。

第一阶段，发现。不是所有用户都是你的 KOCL。首先 KOCL 要有为齿科机构宣传的意愿；其次在匹配度方面，一般齿科机构请明星站台也源于两者匹配度高，明星的形象和影响力能够为齿科机构发展带来好处，明星宣传也能取得可观的收益。同样，发现、选用 KOCL 的前提也是形象和影响力匹配，这样的客户不仅能给齿科机构加分，而且自身也能有所收获。

第二阶段，培育。找到合适的客户才是真正的开始，我们必须有一个有针对性的培育过程，让其了解齿科机构的基本信息，清楚齿科机构的真实意图，为齿科机构做正确的宣传引导，精准引流，共同维护新客户，为齿科机构带来效益。

第三阶段，挖掘。KOCL 合二为一会更精准高效，品牌效应也会更强。齿科机构要加大对 KOCL 的挖掘。在对 KOCL 的培育过程中，我们要善于在众多客户中筛选、挖掘出 KOCL，并加大对 KOCL 客户的服务投入，让其产生更高的价值。

第四阶段，收获。KOCL 通过自己的影响力，为齿科机构引流新用户时，自身也会获得回报（精神层面和物质层面）。在这里，齿科机构收获的也不仅是一批新用户，还有收入的良性增长和口碑的上升。这是一种双赢的局面。

齿科客户 KOCL 闭环模型已经通过一段时间的市场检验，证明了这种模型的可操作性和有效性。该模型的运用取得了很大的成效，极大地提升了齿科机构的获客能力，增加了获客效率，提升了齿科机构的口碑和影响力，并产生了积极深远的影响。在了解这种模型之前，我们一定要暂时放下原有的思维，聆听新思维的声音。这种模型的优势是否明显，是否能创造出更高的价值，是否有更广阔的发展前景？对于这些问题，如果我们得到了肯定的答案，那么只要是对企业发展有利，我们就要坚决贯彻这种模式。因此，齿科机构只要加以灵活运用，思维转变到 KOCL

闭环模型的营销思维上，就一定会有更好的发展前景，也能取得更好的经济效益。

在齿科机构实行KOCL闭环模型前，我有必要先对KOCL闭环模型做一个简单的解释和说明。什么是闭环营销？过去的营销只是一个销售环节，在产品销售完成后，就由后续的服务部门或者服务代理商进行，消费者在使用的过程中，逐渐淡化了对该产品品牌的认可，客户的忠诚度也会随着时间的推移而逐渐降低。闭环营销就是保持消费者对产品的高度认可度和忠诚度，是一种营销生态体系，是以客户为中心形成的组合营销策略。闭环，顾名思义就是圈子，闭环营销也被称为圈子营销，由此形成消费者对该产品的高度口碑满意率，从而在根本上提高产品在消费者中的认知深度和广度。只有产品本身在消费者群体中的影响越深入、越广泛，产品才具有生命力。

齿科KOCL闭环营销就是在产品的整个生命周期对客户进行营销，从而大大提高客户再次选择该产品的可能性，由此形成一个闭环的营销链。通过每一次循环，逐步提高客户的满意度，从而形成客户对产品的信任度。每一次的升级都能带来意料之外的惊喜。KOCL闭环模型是针对口腔门诊忠诚客户而开发设置的一种新型闭环模型，是一种不断循环的营销生态系统，且战略目标清晰。企业需要不断地发掘、开发新的全生命周期客户与超级粉丝，这些客户都是齿科机构最优质的资源，他们能为齿科带来新的客源，或者是带来下一个优质的客户。

具体解析KOCL闭环模型，分五步走。遵照循序渐进的原则，企业不可急于求成，要宁缺毋滥，保持高标准。第一步，客户成为体验者。客户初次入门诊体验，第一印象良好，认可医生的技术，对就诊后的效果和体验都感到满意的这些客户，相当于一粒种子，生根发芽。体验好是开端，为后续埋下伏笔。第二步，客户升级为受益者。在客户获得了良好体验感后，解决了自身口腔问题，且受益匪浅，他就会期待后续有更多的服务和更人性化的体验。第三步，客户进一步成为分享者。客户通过一段时间的接触，对齿科机构越发信任，也有了分享的冲动，想和亲朋好友一起分享喜悦。客户的切身体会让这种分享更具真实性和代表性。分享过程就是另一种"种草"过程。第四步，客户成为追随者。我们可理解为是已经完全信任齿科机构的忠诚粉丝，他们会花费自己的一部分时间帮助你宣传。第五步，客户成为 KOCL。客户经过上述四个步骤才会真正被齿科机构纳入 KOCL 的名单中，之后 KOCL 将会获得齿科机构提供的更加周到的服务，甚至可以享受到一些特权。例如，独立的接待区、休息区，独有的折扣，参与齿科改进会议等。

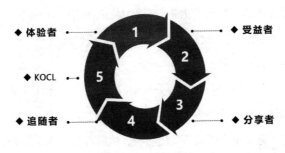

图 2-6　KOCL 闭环模型

客户闭环模型中，首先出现的是门诊的体验者。体验是一种对未知的探索，充满了不确定性。有人恐惧体验，而有人则喜欢体验没做过的事情，他们敢于尝试，哪怕是简单的口腔护理，如洁牙或拔牙等简单的项目。体验过程是用户给企业难得的一次展现机会，有时可能是有且只有一次的体验机会。当然，这也是为什么我们经常在街上会碰到有企业发免费或者低价的体验券去吸引新用户的光顾。其目的就是想借此机会，让客户给企业一个展示自己的机会，希望客户去体验或尝试企业的服务，借此宣传企业。通过简单介绍企业的相关概况，并邀请潜在用户到我们的机构体验和解决口腔问题，我们就有机会为用户提供优质的服务，让恐惧看牙的客户不再恐惧，让口腔治疗过程不再煎熬，让用户认识到看牙问题不再是一个难题。

从体验者到受益者的转变，是客户对企业的初步认可阶段，是体验过后带来的思想上的转变。他们会感慨体验过程的美好舒适，成为切实受益者；他们的内心开始认可服务，并期待下次的服务。企业用优质的服务锁定了客户，受益者对服务也乐享其中，企业的期待和受益者内心的认同不谋而合。

没有体验就没有发言权，而受益者则是体验后的进一步转化。在之后的认识中受益者进一步增加了对企业的好感，内心的满足感促使受益者有了分享的欲望。因此受益者进阶为分享者。分享者在主观意识上是主动还是被动的，在行为上是存在很大的差异的。一种是自然属性分享，即想起来了就分享，没有利益。一种是利益性的传播，即主动的有目标性的传播，营销性强。

我个人的意见是分享需要分享者发自内心为机构打 call。因为切身体会更有感触，所以这更多是属于一种自然属性的分享。客户一方面是齿科的体验者、分享者、受益者、追随者，然后再是 KOCL 客户，从模型中的第一步体验者到第三步分享者，三个阶段的衔接自然而顺畅。其实，前三步也是一个筛选的过程，起决定作用的还是第四步和第五步。我们要看他是否真心愿意追随企业，认同企业的价值观，能站在同一阵营里，成为后续开拓市场的主力军。而在第四步和第五步中，最重要的就是 KOCL 客户。他们的贡献突出，也是高价值战略的一部分。高价值战略最大的价值，是它倒逼你改良了齿科机构的 DNA，升级了齿科机构以及客户的标准（机构的标准、服务与人才的标准）。

5. 让头回客变成回头客，让回头客裂变头回客

一切技法都是皮毛，"以人为本"才是精髓。

（1）痛点

这是最好的时代，也是最需要与时俱进的时代。互联网时代，风起云涌，几家欢喜几家愁。

随着5G时代的到来，互联网经济越发强劲。有的齿科机构紧抓时代脉搏，实现了阶段性的飞跃，取得了很好的经济效益；有的齿科机构却被淹没在这波时代浪潮下，全面溃败。可见，对于齿科机构而言，这是巨大的生存压力，也是难得的机遇。毕竟，任何事都具有两面性，我们要把优势的一面放大，尽量削弱劣势的一面。压力也是动力，每一个齿科机构管理者在齿科机构发展进程中，必然会遇到诸多困难，我们要知难而上，坚信方法总比困难多。

获客难、成本高、收益低等这些问题，是大多数齿科机构所面临的共同问题，尤其是做服务的齿科机构。要改变这种局面，改变思维是关键。我们要把流量思维转变为用户思维。一切技法都是皮毛，"以人为本"才是精髓，流量固然重要，但昙花一现的流量并无多大意义，能留住人才是硬道理。我们要紧紧围绕"以人为本"来做文章，深挖人的需求和潜力。

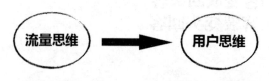

一切技法都是皮毛，"以人为本"才是精髓

图 2-7　思维的改变

（2）"客户精细管理"是所有齿科机构永恒的课题

我们深耕行业多年，对于客户的精细管理方面也是日渐完善，趋于成熟。一家门诊最值钱的东西是什么？答案是有效客户。但齿科机构系统中有相当繁杂的客户信息，我们要如何分析、提取出客户的有效信息呢？

客户精细管理第一步——客户画像。每个客户都是独立的个体，都有自己与众不同的一面。如何从万千客户中抓取到他独特的一面，就必须把客户形象立体化、具象化，这样才能有记忆点。这样我们才能从中分析出客户的真实诉求，即便在没有深入交流之前，也能有个初步的了解。我们需要对用户的画像系统备注姓名、出生日期、性别、爱好、工作、邮寄地址、是否有宠物、家庭成员等，通过这些信息可以从中快速捕捉到客户画像，并根据画像去了解或提前做好客户的功课，然后再与客户建立话题和情感的连接就相对容易很多。

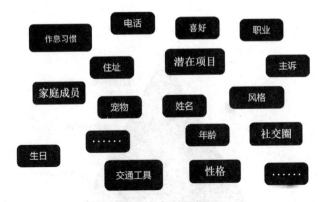

图 2-8 客户画像

在管理系统中,无论是渠道、前台、咨询、助理还是医生等,所有的部门在对待客户服务态度上都必须贯彻始终,全员竭尽全力服务好每一个客户,不论客户是男女老幼,都要真诚服务、一视同仁,争取让客户打出十分的满意分。

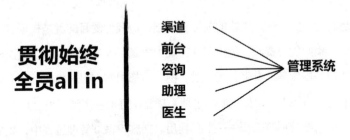

图 2-9 管理系统——全员 all in

客户精细管理第二步——客户分层。在客户精细管理中,对客户进行分层也十分重要。齿科机构最大的利润点主要来自少数的核心客户和重点客户,而服务的大多数客户贡献的利润却是很少的一部分。为此,我们根据数据进行客户分层,形成了一个金字塔形状的客户分层模型。该模型总共分四层,可以很直观地看出每层客户的占比,从上往下,塔尖的第一层核心客户占比5%，第二层重点客户占比15%，第三层普通客户占比30%，第四层也是最底层、最大的一部分客户占比50%。

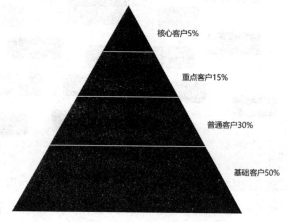

图2-10 客户分层模型

大家都在问"我怎样才能提高收入？"那我要反问"你们的收入从哪里来？"收入主要从重点客户中来。在客户精细管理过程中，实行客户分层是制定和实施客户策略的前提和基础，而我们的目的就是根据这个客户分层，集中优势资源，优化配置，集中力量，攻击重点目标，从而取得最高效益。毕竟条件有限，人、财、物、力都相对有限。因此，我们必须把有限的精力集中去做最重要的事情。毕竟，好钢要用到刀刃上。

客户精细管理第三步——工具利用。在客户精细管理过程中，我们要善于利用工具，诸如利用微信、微博、抖音等互联网平台，这样往往可以起到事倍功半的效果。齿科机构一方面可以吸引客户，增加他们对机构的信任，另一方面也能精准地找到客户，起到维护客户关系的作用。

在工具利用方面，我们要求做到以下几个方面：

一是控，即信息可控。我们对发布的信息或提取的信息要确保在可控范围，不发表超越自己认知范畴的言论，不妄言和轻易许诺，以免造成客户的误解和齿科机构的损失。从用户角度看问题，更深层次地了解用户的诉求，通过对信息反馈进行处理，确保信息的可控和准确。

二是精，即数据精细。互联网社会的特点是以数据说话，以数据为准，透过数据看问题。这也是透过现象看本质的一种方式。齿科机构无论是在线上还是线下都必须对数据保持高要求，数据必须精准精细，只有这样齿科机构走的每一步才能更加稳健。

三是效，即工作高效。任何有助于提高效率的工具都应当合理地利用起来。效率是齿科机构的加速剂。高效工作、节约成本、提高利润，是所有齿科机构的期望，我们必须全力以赴。

四是质，即传播品质。质量为王，放在何时何地都是一样的，追求品质卓越是每个齿科机构孜孜不倦要做的事。出色的质量无论放在哪里都会发光，好品质自然会有好口碑。要传播真实的品质，让更优秀的产品和服务被看见。

在客户精细管理中，对工具的使用是多种多样。比如，微信是当代离不开的一种聊天工具，作为最出色的 App 之一，微信被广泛应用。微信是聊天工具，是社交工具。微信改变了当下年轻人的沟通习惯。通过微信能更深入了解客户，也能让客户更了解你，互粉也是一种美好的相遇。用好微信，为自己打造好形象，也是为将来的成功铺路。齿科机构要重视加客户为微信好友。微信是具有社交属性的 App，有庞大的用户数量，我们通过"加微"这个动作，可以锁定目标人群，再深入沟通，发掘出有用的信息。作为一种关系维护工具，它是占领客户心智的重要一步。在每日加微管控表中，加微信好友数量也是齿科机构重要的统计数据之一。

表 2-2　每日加微管控表

接诊人数	初诊数	加微数	复诊数	……	……

与所有进店的顾客加微信是初次沟通有效的体现。对于齿科机构，微信的管控不仅需要耐心，更需要细心。具体表现在以下方面：

首先，要坚持对客户的朋友圈关注点赞加评论。这样可以拉近与客户的距离，不被客户遗忘和删除，会让客户想起来看我们的朋友圈。点赞就相当于大家在虚拟世界的一次会面，平时点赞刷存在感，也是为日后的交流打好基础。评论也是同样目的，评论比点赞更有诚意，可以采用个性化的赞美，推动我们了解客户的客情。评论有时也是对客户某种心理层面的满足。我们针对VIP客户的每条朋友圈都要评论。当然，评论的技巧因人而异，但评论必须是正向的、积极的、阳光的，因为每个人都向往美好。在这里分享几个具体的评论技巧：只发文字的，评论文采要好；形象不好的，评论要体现其有品位；工作忙的，评论要体现其敬业；外地出差的，评论要体现出关怀；形象好的，评论要体现形象很美。

其次是对企业自身朋友圈的管理，主要围绕着打造医生IP、品牌输出、提供互动媒介三个方面展开。由于齿科机构员工的职能不同，也有着不同的职业属性和独特的个人标签。为此，在打造个人IP的方向上和对外发布内容的侧重点就会有所不同。通过对朋友圈的定位，能够让顾客快速识别到你的身份、你所在的齿科机构、你的沟通渠道、你的互动媒介，以此来增加客户对你的了解和信任。朋友圈依据每个人的职位属性不同而分享不同的内容。比方，咨询师就围绕案例、专家塑造、品牌塑造、品质服务来展开分享；医生就侧重打造个人IP，发布关于学术专业性、权威性和规范性等相关内容；等等。朋友圈发布内容要有清晰的定位，生活内容要积极向上，有品质，图片质量审核要过关。齿科机构可以定期组织高质量活动以采集素材。朋友圈发布的有关生活和工作方面的内容配比原则，一般为3∶1。这样安排是因为人们更愿意看有趣的生活，但又不乏对工作的好奇。项目广告类图片和视频的比例也是3∶1。毕竟，图片具有强制性传播的优点，视频具有证明事情真实性的优点，这样的朋友圈也足够吸引人。

再者就是建群管理。建群的优势在于，一是锁定顾客。建群首先是第一时间和顾客建立关联，其次让顾客感觉我们是有组织正规化的齿科机构，再者在拉近距离和锁定顾客的同时，也能确保精准有效的服务。二是工作高效。建群可以高效服务和传达信息，有效节约工作时长，提高效率。三是服务无断层。建群可以快速关联顾客，实现线上和线下结合的沟通模式，确保服务不间断，对后续的复诊、预约和转介绍客户等方面的问题咨询保留了沟通的渠道，提供了更人性化的服务。群管理的准则是，对重点顾客建群管理，建立群规，群置顶，各岗位分工明确，前台、咨询、医生、助理、客服，形成5对1的解疑答惑，服务客户。

总而言之，无论时代如何变幻，齿科机构只要保持初心，坚定立场，做好客情服务工作，无论是头回客、回头客，还是回头客裂变的头回客，一切都务求以人为本，以服务取胜，真诚相待，建立情感连接，占领思想高地，从细微处着眼打动客户。

6. LTV 全生命周期客户盈利模式

我们要把一次的生意变成了一生一世的生意。

（1）什么是 LTV？

LTV（life time value）即用户生命周期总价值（用户终身价值），指的是每个用户在未来可能为该服务带来的收益总和，广泛应用于市场营销领域，用以衡量企业客户对企业所产生的价值，被视为是企业能否取得高利润的重要参考指标。

对齿科机构而言，每一个 LTV 客户的价值都是至关重要的。齿科机构在任何时候对待任何一位患者都要从 LTV 角度去审视，并提供有价值的医疗服务，尽可能地让患者对此次体验感到满意，获得患者情感上的认同，进而努力将他们都发展成为回头客。毕竟，持续稳定的客流才能让企业发展得更稳健。

在齿科行业，我们的服务人群是不论年龄、性别的。从第一颗牙齿萌出的孩童到牙齿脱落（包括无牙颌）的老年人，这些都是齿科机构有价值的客户群体。随着中国经济的发展，人们的物质生活条件有了极大的提升，口腔健康意识也逐步增强，这进一步推动了市场需求。但当下，我们与欧美发达国家相比还是存在较大差距，诸如民众在口腔健康意识方面总体上还较为淡薄，重视口腔问题的预防和治疗的人口数量偏低，在口腔医生的数量配置上也存在严重失衡，呈现短缺的态势。这一系列问题都是亟待解决的。

当然，凡事都具有两面性，这从另一方面也说明了我们国内口腔市场潜力巨大。我们中国有14亿人口基数，2017年一年口腔诊疗人次约为2.5亿，并且呈逐年上升的趋势。千亿级的大市场，是极具发展空间的。这点我们从相关权威齿科提供的报告可见一斑。根据《中国口腔健康发展报告》显示，"美国64.7%的人有每年至少做两次口腔检查和清洁的习惯，我国只有2%的人有定期进行口腔检查和清洁的习惯"。根据《第四次全国口腔健康流行病学调查报告》显示，"中国5岁儿童、12岁儿童、35—44岁成人、65—74岁老年人四个年龄段的龋患率分别为71.9%、34.5%、89.0%和98%；龋齿填充治疗率仅分别为4.1%、16.5%、26.6%和12.8%"。以上数据表明，我们对口腔预防的重视程度远远低于欧美发达国家，在各年龄段的龋齿填充的治疗率偏低，我国每百万人中口腔医生数量也低于世界卫生组织的人口比例标准。透过数据分析，中国口腔产业具有极大的提升空间和巨大的发展潜力，前景广阔。现阶段急需加大对口腔专业人才的培养，加大向广大人民群众宣传引导重视口腔健康护理的工作，并进一步加大对口腔预防市场的开拓。

口腔行业要发展必须凝聚社会力量，整合资源，从学科建设、行业规范、人才、资金、技术、管理模式等方面进行全方位的改善，中国口腔医疗行业的发展才能得到全面的提升，发展趋势才能全面向好。依托于大数据的发展，如今各个产业流程都已经程序化，数据化。口腔行业同样也要借助数据的力量，进行信息数据化的收集和分析整理，从而有更清晰的判断，看清外界的形势，分清自身的优劣势，进而规范和提升我们的服务水平，管理水平，最终的目的是让企业获得良好的经济效益和长期稳定的发展。

口腔行业属于医疗领域的分支，口腔疾病多为单病种，对其他临床学科的依赖程度较小，口腔医生自主性强，可独立运作，单兵作战。因此，口腔医生独立创业已成趋势，小而精的齿科机构数量逐年上升。同时这也引发了口腔行业的激烈竞争。目前口腔行业面临着诸多困难，如新增齿科机构数量越来越多；广告获客成本、齿科机构人力成本只增不减；价格战愈演愈烈，呈白热化；服务、医疗技术同质化；等等。面对这一系列的问题，我们的利润如何能够破局逆流而上呢？

作为齿科机构管理者，首先要清楚企业的定位，现阶段齿科机构的定位到底是什么？优势在哪里？主要利润点在哪里？举例而言，日本的药妆店人流量很大，反观中国的药店没什么人。这是为什么呢？原来日本的药妆店定位是健康人群，而我们中国药店是病人，只有有病了才去药店买药，定位是非健康人群，人流量自然不大。类比口腔行业也是同样，真正我们口腔机构服务的人群也应该定位为全生命周期人群。人群受众广，流量才大。现在竞争激烈，例如每家齿科机构都做种植牙项目，同质化非常严重。每家都缺乏种植、正畸的客户。因此，齿科机构需要思考有哪个品项适合做全人群的呢？我的答案是口腔预防。

在口腔预防护理漏斗模型中，各个人群的消费项目占比是一个很明显的倒三角形，从中我们可以分析出适用品项的客户人群。像种植、正畸这样的大项目占比非常低，在最底部的尖端，仅适用于缺失牙人群；处于中间二、三层的补牙、修复项目的浅龋患者人群和缺损人群占比适中；口腔预防处于最高一层，占比最多，是漏斗的最大流量口，适用于全生命周期人群。由此可见，我们应该把目标锁定在预防等项目上。预防项目是流量最大的入口，也是客户了解齿科机构和建立信任的窗口。在齿科机构运营管理中，收入 = 流量 × 转化率 × 客单价，我们要把握住最大的流量产品，打造口腔预防项目。也正是口腔预防适用于全生命周期人群，能带给齿科机构最大的经济效益。

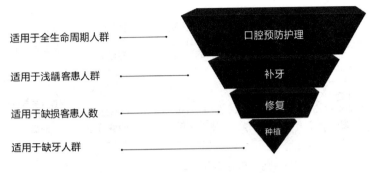

图 2-11　口腔预防护理漏斗模型

口腔预防项目的优势：第一，用户需求量大，受众足够广。第二，口腔预防属于高频（复购）项目。我们要把一次的生意变成了一生一世的生意。例如一个有洁牙习惯的人每年至少洁牙一次，换言之当我们接待一个洁牙客户的时候，不仅仅接待的是当前的他，还有他的家人以及他们未来 20 年和我们忠诚的陪伴。第三，市场反应速度快，效果立竿见影。如果是正畸客户，至少要 1 到 2 年第一拨客户病例做出来，才能有患者和信任度，才开始慢慢打开市场，市场反应速度缓慢。但如果是洁牙客户，对当下效果表示满意，可能还没走出齿科机构就已经开始推荐朋友了。洁牙可谓是市场反应最快的项目，能够即刻看到洁牙前后牙齿的对比，效果立竿见影，口碑也得以迅速传播。第四，用高频小项目带动低频大项目。每个齿科机构都非常看重口腔预防的转介绍。我们可以把预防看成一个大漏斗，在大量的预防项目中一步一步筛出充填（补牙）、修复、正畸或种植客户。当口腔预防的量累积到一定的时候，修复、种植、正畸这些大项目也会被带动，这就是我们说的高频带动低频。

口腔预防项目贯彻于全生命周期，不仅是客户管理的窗口，是体现专业水平的窗口，是体现人文关怀的窗口，而且也是与客户产生强连接的纽带，是连接齿科机构各学科的纽带。因此，齿科机构应该以口腔预防护理为重点运营方向。

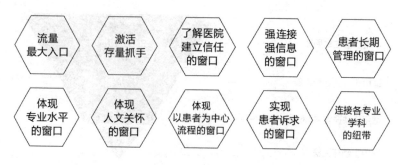

图 2-12 预防齿科在口腔运营中的十大作用

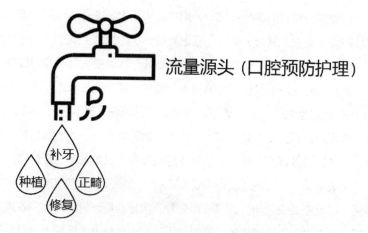

图 2-13 流量源头——口腔预防护理

（2）预防齿科LTV运营体系

预防齿科指的是从维护患者终身健康（长期角度）考虑，不是等到牙齿生病了才来诊所，而是对患者进行龋齿、牙周以及咬合不正的预防。让患者不仅可以定期来诊所进行口腔预防护理，而且可以在医生的指导下正确地进行每日的口腔清洁，预防齿科的核心是对患者终身的口腔健康进行管理与维护。

打造LTV特色的预防齿科的路径是什么呢？马克思说："战略的奥

秘就是在于要集中精力。"孙子也曾说："故形人而我无形，则我专而敌分。"做好战略级洁牙就是要集中优势兵力，不论在什么地方什么时候都是应该优先和尽量争取的。

因此，齿科机构必须要有清晰的战略定位。我们要做全生命周期人群口腔预防管理专家，要有明确的战略路径，做到执行到位，科学有效。为此，我经过多年的摸索，吸取多方经验，打造出了一套LTV特色的预防齿科的战略路径，并在执行过程中不断地修整和完善。这个战略路径，意在通过五个步骤开发新老客户，形成一个闭环的循环模式，具体包括有效获取、问诊、留量复购、开发转诊、口碑转介绍。

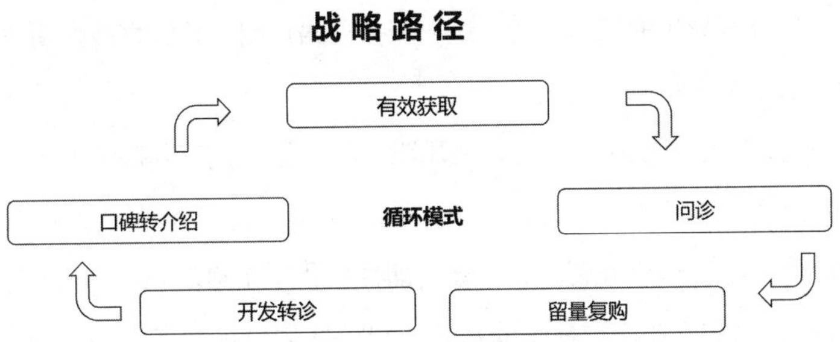

战 略 路 径

图 2-14 预防齿科的战略路径

①有效获取

获客的本质就是对目标受众进行信息有效传播所获得的结果。如今，很多齿科机构利用大数据实现精准推广，精准获客，以及利用社交力量和人际关系来获客。主要方式有：

a. 通过本地同城平台如美团点评等发布信息，吸引有真实诉求的患者来访寻诊，或者通过市场推广渠道、异业合作等方式，吸引就诊客户；

b. 院内患者开发、科室转诊等；

c. 患者、员工介绍患者。

为了全力获取客户，留住客户，并转化为真实客户，我们采取了一系列有效措施。获取的措施有：

a.打造超级符号，"一见就进"。

醒目的门头、标识能够吸引客户眼球，增加驻留时间，勾起他们的好奇心，想进门一探究竟。

b.提升转化率，"一进就买"。

优质的服务、高品质的医疗让客户迅速成交。

c.增加复购率，让客户"一买再买"。

售后跟踪维护，增加客户黏性，锁定客户，促进他们再次消费。

d.低成本口碑传播，"一传千里"。

运用好差异化的口碑塑造，统一服务用语运用，签订宣传大使协议，进行 KOCL 营销等。

总之，有效获取客户是良好的开端。有了它，才有后续的一切。毕竟，流量是一切商业模式的源头。没有流量，客单价再高，产品再好也没用。因为流量太小，一天进店人数寥寥，即便转化率100%，也不可能有好的发展，所以当前商业模式是流量为王。由此，我们说有效获客，引流是关键。

②问诊体系

从初诊患者开始渗透预防的观念，是十分有必要的，也是十分关键的。我们除了聆听患者的主要诉求外，也要向患者传达机构的一些有关预防治疗和护理的知识，突出这部分的重要性，特别是要给患者建立预防也是治疗流程之一这一理念。

在二次问诊（治疗计划）时，将预防写进治疗计划中也是十分关键的。在制定治疗计划时，我们要从维护患者终身的口腔健康去考虑(长期视角)，给患者设计综合性的治疗方案，将牙周炎治疗以及口腔预防护理写进治疗计划中。此外，对那些口腔修复的患者，我们应要求他们定期来院进行口腔预防护理。

对所有治疗结束的患者以及初诊洁牙的患者，我们可以实施预防问诊，特别是对所有治疗结束的患者。这一操作的主要目的在于向患者传达预防的必要性，以及拿到3—6个月以后的治疗机会。

通过高质量的问诊体系，提高LTV转化率。问诊体系有利于抓取齿科机构的预防患者数，并且对机构的预防比率进行监测。预防齿科是针对患者口腔健康的管理体制，并且与会员体系、保证制度相联动，以构建客户持续消费的基础，提高LTV转化率。

③留量复购

齿科企业做留量复购，最佳方式是把口腔预防人群作为首选。预防项目是一项战略级产品，既可以创收又可以做水龙头。这也是最低成本的锁客项目，是能让客户产生依赖性的最好的产品。这一项目受众够广，消费频次高，消费额低，成效快。留量复购，有五个方式：

a. 高频刺激。

保证重逢次数，如果你没有让客户产生依赖，这个客户就永远不是你的。这就好比男女生谈恋爱，肯定是先从约会开始，频繁见面建立感情基础，一起吃了很多顿饭，一起做了很多件小事情，感情慢慢地积累、升华，最后到谈婚论嫁，步入婚姻殿堂。这样，一切便水到渠成了。如果你爱人第一次跟你见面的时候，就说我喜欢你，明天去民政局。你肯定会拒绝，觉得这太不靠谱了。毕竟，结婚是大事，不存在初次见面就去领证的。一锤定音的买卖难有，只有通过经常见面的小项目，达到彼此了解，增进感情，才会有后续结婚的大项目。

信任源于重逢，也就是回院次数。我们要正视复购的重要性，大项目都是由小项目堆积出来的。没有信任感，就说大项目，难免遭人质疑。因此，在开发种植、正畸这种口腔大项目时，我们也可从洁牙这些预防项目入手，在建立信任感后，再酌情开发大项目。这样，客户也会更容易接受。

在某个时间段内重复使用产品并产生相应价值的用户就是留存用户。据哈佛商学院的某项研究数据证明，留存率每提高（也就是老用户多留下）5%，利润率就可以提高25%—95%。举例来说，如果一位老客户会带上5位好友一起聚餐，然后这5位好友对此处表示满意，感到物有所值，之后就有可能带其他的朋友过来。每一位客户各发展5个新客户，那就有25位，如此引流，复利效应就逐渐产生了。

图 2-15　留存率和利润率

b. 沉没成本。

人们在决定是否要做一件事情的时候，不仅是看这件事情未来对他是否有好处，同时也会在意自己过去的投入是否被浪费。这是一种非常顽固且非理性的心理，我们称之为沉没成本。

当你买了一张电影票，走进电影院，盯着荧幕看了半个小时，你发现这是一部烂片，这时候你会怎么做？是不愿意将时间浪费在一部烂片身上，站起来立马走人，还是钱都花出去了，哪怕是坐在这里吃着爆米花，玩着手机也要忍着把它看完？我猜大部分人都会选择第二种做法，这就是沉没成本所导致的结果。此时，大部分人的心理是这样的，虽然这部电影在接下来的时间内，不能给自己带来极佳的视觉享受，但考虑到自己已经付出了金钱，便还是选择看到最后。这就是你看这部电影的沉没成本。

这种心理在生活中处处可见。在商场里，砍价的经历可能人人都有。怎么样才能以最接近自己心理价位的价格买到这件商品呢？以买衣服为例,你进到店里,看中一件衣服,向店家说了自己认为的合适价格,但店家不能接受。于是,你转头打算走,你以为店家会怕丢失一个客户,因此而拦住你,并接受你所给出的价格,但你发现店家并没有这么做。有效的办法是进到店里,我们先挑选衣服,让店家找出适合你的尺码,多试几件,同时不断地询问衣服面料等相关问题,最后再跟店家砍价。这时,成功的概率就会大得多。毕竟,店家已经在你身上投入了很多的时间与精力,而这正是他的沉没成本。我们要让客户有效地把金钱、时间、精力花费在齿科机构,这就是占用了客户的沉没成本。

c.场景打造。

场景打造,也叫用户动线。我们要通过场景打造,利用空间来留下客户的时间。我们常说一个小孩就能拉动一个家庭的消费,那齿科机构要用什么方式去拉动呢?若客户连齿科机构都不进,这又谈何拉动呢?我们看中的是沉没成本。在美国纽约东北的萨拉纳克湖畔,静躺着一位医学博士——特鲁多(1848—1915年)。在他的墓志铭上写着:"有时,去治愈;常常,去帮助;总是,去安慰。""总是"意味着高频,只有高频才能够产生信任与消费。现在广州、重庆、西安很多地方商场都有老公、男友寄存处。男士在陪女士购物时,大多数都会显得不耐烦,撇开两性关系来说,这也是不利于商场业绩的提高的。而这些寄存处都设有按摩椅、游戏机等,这就属于变相留下了这些男士客户的时间。

当我们的客户被留了下来,对于他所留下来的空间,我们是可以精心布局一番的。毕竟,在他走动的过程中,他所经之处,他可以看到什么等,这些都是我们可以设计和引导的。此时的他,能否走进我们的齿科机构?进去后,能否看到我们想让他看到的内容?比如有关齿科的科普内容,真实病例介绍,甚至是最直观的美白前后的牙齿对比图,等等。若他能看到,这便是达到了我们营销的第一步——占领心智。

通过空间设计动线，教育客户的动线，我们才能赚取客户的时间。有了时间就有了机会。当患者属于你的时间多了，对你的依赖就多了。这意味着，只要能留下客户的时间就赢了一半。让他有东西看，有事情做，只要勾起客户的兴趣，就会为后续营销提供机会，也才有后续的营销。

d. 损失规避心理。

我们要利用损失规避心理占用患者的沉没成本。举例而言，当你走在路上，看到地上有一百块钱，正准备弯腰去捡起来，不巧的是，一阵大风刮来，把这一百块钱又给刮跑了。此时的你一定很难过，其实大可不必，换个思路想这一百块钱原本也不属于你，刮跑了也没必要难过，徒增烦恼而已。

损失规避指的是得到的快乐其实并没有办法缓解失去的痛苦，心理学家把这种对损失更加敏感的底层心理状态叫作损失规避。人都是顽固的，这种损失所带来的负效用是同样收益所带来的正效用的 2.5 倍。也就是说，你损失 100 元钱的难过感，是远远大过于得到 100 元钱的满足感。因此，对齿科机构而言，我们就可以设置质保年限，要求客户定期回院做检查。

e. 峰终定律。

卡尼曼是全球唯一一个获得诺贝尔经济学奖的心理学家。他经过深入研究，发现体验的记忆是由两个因素决定的，即高峰（无论是正向的还是负向的）时与结束时的感觉，这就是峰终定律。他认为，如果在一段体验的高峰和结尾，体验是愉悦的，那么对整个体验的感受就是愉悦的。而这里的"峰"与"终"，就是所谓的"关键时刻"（MOT）。关键时刻决定了齿科机构未来的成败，因为对患者而言，他只会记住那些关键时刻。有可能是前台服务态度亲切，有可能是丰富的产品说明，或者是医生的专业性……这些都有可能是决定的瞬间。

MOT 是服务界最具震撼力与影响力的管理概念与行为模式。关键时刻决定了企业未来的成败。早在 20 世纪 80 年代，北欧航空总裁卡尔森就发现，公司在客户心目中留下何种印象，实际上往往就取决于每次与客户接触的最初短短 15 秒内，而并非服务的全过程，这便是所谓的"MOT 关键时刻"。

那究竟什么是 MOT？其全称为"Moment of Truth"，这个词出自西班牙斗牛场，指斗牛士向牛刺出致命一剑的那一刻。而在服务行业领域中，MOT 主要用来表示关键时刻的体验设计，它要求我们要重视与客户接触的关键时间点管理与惊喜服务。这是直接影响客户满意度和忠诚度的因素。对于大部分齿科机构而言，要想做到"整体服务的大幅提升"相对较难，并且硬件、环境设施只能归为是悦客服务的基础，并不是最关键的部分，更何况没有特色的服务是无法引起客户的关注与共情的。

2002 年，诺贝尔经济学奖得主丹尼尔·卡尼曼提出峰终定律，即消费者会以"最高""最低""最终"这三个时刻来决定体验的印象，其他都不会记得。因此，关键时刻完美的体验才是核心。事实上，很多不期而遇的美好都是可以被精心设计出来的。诚然，这离不开 MOT 的关键体验管理。

既然如此，那齿科企业应该如何做好 MOT 的设计与执行呢？大致步骤如下：

第一步，要正确、全面、分析出齿科服务中不同岗位、不同流程等所蕴藏的关键时刻，并从中选出最重要的 MOT。一般而言，问题出现在哪里，MOT 的侧重点就在哪里。例如要想做好"增量市场"，则应选择进店、转化的 MOT，否则事倍功半，甚至是无效功，浪费资源。

第二步，精心设计 MOT，明确目标是让品牌信息进入消费者的心智，且促使消费者产生有商业价值的行为。

第三步，MOT 的设计应遵循"简单操作、标准化高、复制性强、注重细节、效果最佳"等原则，并需要进入现场模拟练习，不断复盘修正，以获取完美峰值。当全部的员工都能够很好地吸收并执行时,就可以发挥出奇效。

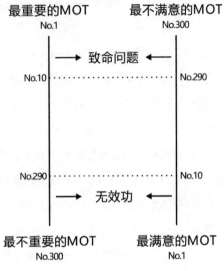

图 2-16 MOT 的设计

在这里,我要介绍一个案例,希望可以引发你的思考。曾有一家网红酒店,名为亚朵酒店。据市场报告反馈,亚朵在用户满意度、投资回报率、投资人满意度三个维度上,在 2018 年中国连锁酒店十强排行榜上均位居第一。之所以取得如此成功,在于亚朵酒店结合自身资源,在定义战略地图,找准客户体验关键点,以及融资模式上做出创新,使酒店品牌在酒店市场中占据了领先地位。

一般来说,经过一番精挑细选,你最终选择了一家酒店。常规而言,你所经历的流程就是入住和离店。整个入住体验舒适与否,很大程度上在于酒店是否整洁卫生,是否让人睡得舒服,是否服务周到。但是,若一家酒店能做好这些,也只能算及格。毕竟,这是酒店本就该具备的。事实上,若无法做到超出预期,那五星好评就根本谈不上。

但当你预定了亚朵酒店,你就会享受到一次全新的酒店体验。当你进入酒店,不管是办理登记,到大堂看书,又或者是逛酒店商场,只一分钟内,亚朵的服务员就会递上一杯饮料。这杯饮料还会随着季节的变化而变化,如果在冬天递来的是一杯热茶,如果是夏天则是冷饮。对于经常出差的人来说,这种贴心的服务真的太重要了。亚朵酒店会在三分钟内就给你办理好入住。有时候还会有一个"免费升舱"的惊喜。住店就像抽盲盒一样,让人有超出预期的惊喜。只要你看得上,房间内部的物品基本都可以扫码直接购买。酒店是你家,看上啥就拿啥。当然,钱还是要给的,违法的事情咱不干。此外,当你退房时,亚朵又会给你一瓶矿泉水,如果是冬天就会给一瓶温热的矿泉水。而在别的酒店,就是"十块,谢谢"。

这就是亚朵被称赞得最多的十二个关键时刻(MOT),把你从第一次入住酒店到第二次入住酒店的整个过程拆分为十二个关键时刻(MOT):第一个节点,预定;第二个节点,走进大堂的第一面;第三个节点,到房间的第一眼;第四个节点,跟你联系,向酒店提供服务咨询的第一刻;第五个节点,吃早餐的那一刻;第六个节点,你在酒店等人或者等车,需要有个地方待一下的那一刻;第七个节点,你中午或者晚上想吃夜宵的那一刻;第八个节点,你离店的那一刻;第九个节点,离店之后,你点评的那一刻;第十个节点,第二次想起亚朵的那一刻;第十一个节点,你要跟朋友推广和介绍那一刻;第十二个节点,还有你第二次预订的那一刻。

这样层层拆分有什么好处呢?事实上,这些服务使得你在体验时会产生一个个峰值,从而形成超预期的体验,最后心甘情愿点上一个五星好评,并且主动把这家酒店介绍给身边好友。亚朵在这十二个关键时刻(MOT)的资源配置中,采取了"与其更好,不如不同"的策略。在酒店的硬件配套上,亚朵知道无论如何"堆硬件"都是干不过那些五星级豪华酒店的,倒不如把有限的资源放到低成本而又有效提升用户体验的地方。比如在第二个节点中，大部分酒店都会把钱花在大堂装修上。我们看到很多酒店大堂的装修都非常豪华。亚朵宁愿把钱放在建设阅读空间上，在大堂建设一个图书馆。在房间里面，亚朵会在床、床垫、枕头上花更多的钱，选取更高品质的产品，而在地毯这个相对不那么重要的地方减少开支。因此，即使亚朵的房间成本投入并不高，但是口碑却非常好。

亚朵酒店创始人耶律胤说："在今天的商业社会，人人都是VIP。人人都想获得打动人心的个性化服务。"亚朵的服务都是基于用户为出发点进行考量的。它把服务做成了产品，把需求频率比较高的服务挑选出来，制定相应标准，纳入到酒店的体系当中。这些服务都有考核指标，并且还会进行不断迭代。

除了朵亚酒店，星巴克也是把峰终定律运用得炉火纯青，从而稳占"咖啡王座"。从用户进门，对店面位置与外观、店员招呼、室内装修、背景音乐与气味；然后用户开始买咖啡，排队、店员操作、进行支付环节；拿到自己的咖啡，品味它，选择自助白糖、座位、咖啡味道与包装、微笑送客户等，都有一系列服务体验设计。这当中"峰"便是"友善而且专业制作咖啡的店员""咖啡的味道和包装"，"终"便是离去时"店员注视并真诚的微笑"。这些服务细节的设计让我们始终感受到这杯"社交咖啡"的独特魅力。

我们齿科企业可以从中借鉴，也完全可将治疗流程按照峰终定律设计，出一系列服务体验设计，一套适合我们门诊运作的MOT服务标准。让不同岗位的工作人员做好自己的MOT服务标准，给患者留下美好的服务体验。

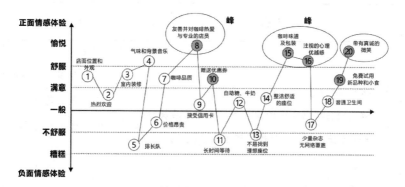

图 2-17　星巴克"峰终定律"客户体验模型

表 2-3　设计自己的 MOT（五感五觉）

五感	五觉
①尊重感： 客户进店之后问喝什么，不问姓名直接认人。 ②高贵感： 既然是会员就要有会员的待遇（VIP 接待）。 ③安全感： 客户的安全感来自于所有医护人员的真心接待及安抚，尤其在治疗的过程中尤为重要。 当客户表现出紧张、恐惧时，医生/助理第一时间握住客户的手或者搭在客户的肩膀上，用实际行动告诉客户"别怕，我们在"，并提示他们所做的治疗项目，鼓励他们放轻松。	①视觉： 客户所看到的一定是温馨、专业、和谐的画面。 ②听觉： 员工的问候、解压的轻音乐、医护人员的呼吸等。 ③触觉： 所能接触的一切物体：医护人员、牙椅、卫生间、治疗器械等。

续表

五感	五觉
④舒适感： 做完项目提供合适的饮品等，如拔牙后及时让患者吃冷饮、冰棍，种植后提供小米粥等。 ⑤愉悦感： 惊喜制造时期，走了再带点东西，赠送所做的项目需配品或者送会员服务。	④嗅觉： 院内除了有消毒水的味道，还应该有花香或者VIP喜欢的精油及香水味道。 ⑤知觉： 综合所有的感官，潜意识里感觉到这是一家有温度的齿科，与别家不同。

（五感：尊重感、高贵感、安全感、舒适感、愉悦感；五觉：视觉、听觉、触觉、嗅觉、知觉）

③开发转诊

转诊是齿科机构或产品从价值用户上所获得的一种价值体现，最直接的变现指标就是利润。

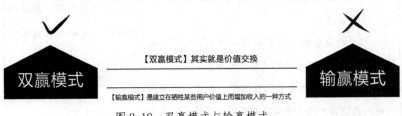

图 2-18 双赢模式与输赢模式

这里存在两组模式，一种是双赢模式，其实就是价值交换；一种是输赢模式，即建立在牺牲某些用户价值上而增加收入的一种方式。而我们追求的一定是双赢模式。

一般来说，有两类产品，一种是流量产品，一种是利润产品。引流产品是什么？牺牲利润获取流量的产品，换句话解释，便是薄利多销，销售数额多。另一个利润产品单品价格贵，销售数额少。

一个是前端获利，一个是后端获利。引流品跟利润品的关系，在运营方面就如同是一对孪生兄弟，属于同时存在的关系，不实行平均分配，而是有侧重点，因为人都有趋利性。

④口碑转介绍

我们要服务好那些老客户带来的新客户，可以询问新客户，"老客户是如何介绍我们齿科机构情况的"。若他回答"听说你们洁牙不错，说做完口气会很清新"，那么我们为其服务时，舌苔刷要着重去使用。我们要做得更好，这样才能不辜负他的期望。

转介绍来的新客户是因何而来，这便是他选择我们这一家齿科机构的真实原因。举例来说，男女第一次相亲，男方觉得女方眼睛好看，如果女方也喜欢男方，那么下一次见面，女方就不要戴墨镜。我们要善于发现自己的美，而且放大自己的美。这就是我们在打造属于自己的超级符号记忆点。为了放大自己的美，我们设计一整套差异化物料、营销语言反复刺激记忆点来促进转介绍。

我们要建立三方价值共赢体系，要对给我们转介绍的患者表示感谢，先回访新客户满意度，然后致电给转介绍客户，表示感谢并告知新客户满意度，甚至给礼品或者积分，等等。

想扩大产品的用户量，维持新鲜血液，保持LTV全生命周期客户盈利模式，社交媒介是最强大，也是最直接的力量。这其中，传播与推荐就是必不可少的。好产品及推广、推荐尤为重要。聚焦全生命周期下的实现用户增长的战略致力于将不可见的用户增长完全转化成一个数据问题，这让增长用户间接地衔接上了增长数据。品牌创新是每个企业自主发展的初衷，是区别于他人的价值。这是属于自己的路，企业只要找到了路，目标终会到达。

7. 3次投诉里隐藏着100人的不满

作为创业牙医，一定要多听一线员工的声音，因为他们直面客户更懂客户心声。

古人云："良药苦口利于病，忠言逆耳利于行。"一个人活在世上，能够得到智者的批评是一件幸事。要知道，批评他人也是需要莫大的勇气，冒极大的风险的。其目的并不是为了从他人那里得到什么，仅是想要把自己最真实的想法、感受告知于他，让他能对自己有更深的认知，进而成长得更好。对于一个想要发展或者正在发展的齿科而言，我们的"智者"就是我们的客户，而"批评"——就是客户对齿科的真实想法和投诉。通过客户的投诉，我们能更清晰地从客户视角去看齿科目前存在的问题，从而做出正确的决策，改善齿科经营，提高齿科管理能力，进一步满足客户需求。

目前很多齿科已经有了这样的意识，一般都会在齿科里放一个投诉箱，甚至有一些还会设置投诉的客服电话。但我们发现，这里面基本没有投诉的信息和内容，偶尔有个别投诉，也是一些无关于齿科服务和技术上的投诉。因此，我建议大家，要去与客户进行访谈。客户访谈，顾名思义就是以客户为中心进行的访问、交谈。它和我们平时的沟通、谈话方式不同，访谈是基于某个人、某件事、某个特定问题去访问，以达到访谈目的。通过客户访谈，我们才会知道我们的劣势在哪里，如何去弥补和改善，才能了解更多客户的需求，进而去提升服务质量，提高技术水平。对于整个齿科而言，这才是质的飞跃。

作为创业牙医，一定要多听一线员工的声音，因为他们直面客户，更懂客户心声。只有这样才能把事情做好，切忌凭感觉、凭经验去做自己认为好的事。与客户进行访谈，也不是说随时随地就去找客户来一场访谈，这样的效果会大打折扣。在多年帮助齿科机构进行管理的过程中，我发现，很多门诊在推出一个新项目、新服务或一场会议的时候，并没有针对此次会议或者活动进行探索性研究或者验证性研究，就大张旗鼓地去做。做完之后，也并没有针对研究主题进行复盘总结，或者分析出一个闭环或新的迭代。像这样做的齿科，往往会因为结果不好而得到一个错误认知，即事情自己也做了，但成效不大，也没什么反响。得不出一个结果的同时，还会打击团队对领导的拥护和信心。所以要明白，在齿科良性增长管理中，有一个非常重要的点，就是我们不要自嗨，要全神贯注地倾听客户的反馈。我们的医疗服务、产品归根结底不是管理者来买单，而是由客户来买单的。

客户访谈，除了能帮助我们更好地了解客户的实际情况、真正需求以及抱怨的点之外，还能提升客户对我们的好感度，让他们敢于反映、反馈真实的意见。3次投诉里隐藏着100人的不满。也就是说，有100个客户对某个企业等感到不满，实际能说出其不满的原因的客户最多不超过3人。在大多数的情况下，客户只是默默忍受，或者和朋友、家人、同事发信息吐槽，少数人会在朋友圈、微博等交流平台上直接发表其不满，并表示以后再也不来了。就像我们去一家餐厅吃饭，在服务不好、难吃的情况下，我们大多会私下抱怨，却很少找服务员去反映。这就导致餐厅根本不知道客户对他们的服务有意见，也不知道客户对菜品的味道不满意，更不知道还有什么其他意见。如果不知道，不了解，那么餐厅管理者就很难发现问题，等到客户越来越少，生意越来越淡，营业额越来越少时，才发现问题，这个时候已经迟了。所以说，我们要重视每一个客户给我们的建议和意见。

我曾服务过一个创业牙医,他告诉我,客户访谈,他们齿科一直在做,但感觉没什么用,想想还不如老实做好自己的齿科,提升技术、购买先进的设备,让客户直观看到好的技术和设备,也能提升他们的信任感。对于这位创业牙医,我认为他的认知与格局已是不错的了。他知道在齿科管理中,要以客户想要看到的、享受的为突破点。但我个人觉得,他说的也不全对。客户访谈是进行"研究客户,洞察客户"最基本,也是最普遍的研究方法之一,其带来的效果有可能成为一家齿科最宝贵的经验。我们从客户的视角去分析我们每一个事情做得好还是不好,这个是非常重要的。后来我问了他,他们的客户访谈是怎么做的。他回答说,一般会在客户体验完或者做完齿科治疗项目之后,前台客服打电话咨询客户对齿科的满意度,客户的回复一般都是挺好的。这位创业牙医说到这里的时候,我就明白他为什么说觉得客户访谈没用了。因为客户访谈绝不是搞个满意度调查就算了,那样会让你听不到太多有用的信息,所以在这里我给大家特别总结了客户访谈的要点。

第一,找到核心客户之后,一定要面对面的访谈。需要注意的是,不要通过电话或在微信里沟通。因为电话和微信没有视觉交互,产生不了共鸣,更无法集中于某个话题,进而研究、探索,还有可能引发客户的不满和不理解。而且在电话中,不管是我们自己,还是客户,沟通的时候一般都会比较拘谨,很难放开去跟你"无话不说",更甚至有一些客户会拒绝你的频繁访谈,你的访谈工作就无法正常推进了。

第二,一定要走出办公室去做访谈,而不是请客户到自己的办公室来,目的就是要体会客户心态,让客户觉得被尊重和平等对待。因为有一些齿科为了更好地开展客户访谈,会花点钱请客户到办公室,那客户肯定会顺着你的话去说,会挑一些让你觉得舒服的话来说,毕竟"拿人手短"。可这样的效果不是我们想要的,更不是我们在发展齿科的过程中想要的。所以我们一定要走出去,以乙方的心态去了解客户有什么需求,或者针对就诊项目有什么觉得不妥的地方并探讨怎样解决,这样客户才会直言不讳。

第三,不要搞小组讨论,要一对一地进行客户访谈。一对一更有利于顺利访谈,得到结果。举个例子,大家在门诊里探讨一个事,你第一个发言说自己遇到过什么问题,有过什么痛点。第二个轮到我发言时,我第一句话很可能说的就是我非常赞同你的观点,另外我想要补充一点,然后就说出我自己的观点和想法。但其实,你说的问题和痛点,我可能没有经历过,但碍于社交礼仪或者从众心理,我会附和你的观点,这样我很难真实地表达自己的看法或观点。因此如果把这样的方式放在客户访谈中,就是错误的。因为小组讨论很难获得一些关键性问题的内容以及建设性意见,所以一定要一对一地聊。同时,作为齿科管理者,你不需要访谈很多客户,哪怕每个月访谈两个客户,只要你在其中能得到启示性的信息,那就是客户访谈的价值所在,而且这样的一对一访谈也不会花费你过多的时间。

客户需求,永远是齿科的创新方向。而客户访谈,就是我们在需求探索中最重要的一个环节,所以在访谈中齿科机构不要觉得自己是在做无用功,也不要觉得访谈对齿科没有一点帮助。相反,在客户访谈中,你能发现并深度理解客户需求,在此基础上创新产品,建立品牌和口碑,才会让你的齿科保持生机和活力。

Part Three

齿科良性运营体系建设

Part Three

1. 好的机制是齿科良性增长的保障

有了机制，做企业不需要神仙；没有机制，神仙也做不好企业。
——宋志平（中国上市公司协会会长、中国企业改革与发展研究会会长）

机制对齿科的重要性不言而喻，能够让企业在不断发现问题、解决问题中实现循环创新。不只是齿科，于很多企业而言，好的机制给企业带来的保障和创收都是非常重要的；于个人而言，机制也是自身能力的体现。在这里，我给大家分享一个关于机制的例子，希望大家能从中获得启发。

华为创立后销售额逐年达到14亿、26亿、40亿，至2014年销售额做到了2890亿，2020年更是做到了8910多亿……其销售额上升的速度让很多人都深感惊讶和羡慕，大家都说，华为做得这么好，是因为他们有很多科学家。但任正非的回复是，"不是因为我们有这么多的科学家，而是我们拥有能够吸引这些科学家的机制。"这就是华为对机制的阐述。

正所谓："没有规矩，不成方圆。"机制对于企业，对于个人而言，都有着重要的影响。好的机制能让企业保持良性运营体系，而不合理的机制则会让企业停滞不前。好的机制可以把笨人变得聪明，把懒人变得勤劳；而落后的机制会把好人变成坏人，把品德高尚的人变得道德败坏。这就是机制的力量。同样，合理的机制可以让齿科机构实现良性增长，从1家发展到100家，甚至更多家。故而，作为创业牙医，我们一定要把未来发展的机制设置好。所谓大道至简，越是朴素的东西越是永恒。大家可以发现本书里的很多内容都是通俗易懂、老少能解的，这就是为了想把更多关于齿科管理的内容分享给大家，从而能帮助到大家。

我服务过很多的齿科机构，其实他们内部都有很多好的制度、好的方案和优秀的人才，但他们却没有重点关注过运营管理的底层逻辑，只是一味地往外部去寻找答案，一圈跑下来才发现答案没找到，还把内部搞得乌烟瘴气。我认为，如果一家齿科机构一年能用心去解决4个至5个重点问题，就已经非常厉害了。因为只有把每一件事情尽心尽力地做到极致，做精做专，才能收获一个好的结果。

我们不妨来思考一下，那些知名齿科机构是如何做大做强的呢？对于这其中的关键点，有些人说是战略，有些人说是品牌，有些人说是策划，有些人说是管理……是的，这些对一个想要持续发展的齿科机构都是重要的，但就关键点而言，这些回答又都略显片面。在我跟很多同行朋友探讨时，他们给出的答案虽然比较多，但有两点是比较统一的。齿科机构要想做强、做大有两个核心关键点：一是模式，一是机制。两者的区别在于，模式是对外的，机制是对内的。

在齿科行业里，大多数人建立的机制是激励机制和管理机制。激励机制指的是财富分配的规则，挣来的钱该怎么分。而管理机制是如何把小型连锁的管理方法变成大型连锁的管理方法，如何从管看得见的人变成管看不见的人。不管是哪一种机制，其目的和出发点都是为了促使全体人员努力完成共同目标，更重视和提升对客户、对齿科的热情和服务能力。

在世界500强企业里面，为了降低人才流失的风险，大部分的企业都是靠"期权制度"把人才留下的。事实上，企业要做大，就必须要留住人才，但这个"留"，很多人不一定做对了。有人说，留住人才，就是给他关怀和尊重，比如过年送个礼，生日送个蛋糕和贺卡，这样员工就能感受到企业给予的信任和关爱，不愁留不住人才。但我想告诉大家，这样的"留"，往往会变成"溜"。真正的人才是不会眼馋你那些小恩小惠的，即便是在你和企业的热情挽留下，他留了下来，但他的心不一定能定下来。只要有好的发展机会，他依旧会走。所以，我们留住人才的方式很重要，要让他留在齿科机构，留得心服口服，这就要看我们的机制如何建立和运行了。

这一理念对创业牙医也是一样适用的。创业牙医是齿科的一员，他们的工作和服务对齿科的发展也起着一定的作用。因此，我们要设置一种机制，让创业牙医在齿科机构中能越来越好，在提升自我的同时，能与齿科机构共同发展、共同创收。

2. 打造超满意的悦客服务

快速捕捉到客户未言明的需求，创造出更多的特色服务，让客户对齿科的满意度逐步提升，从而建立更稳固、长久的医患关系，提高客户的忠诚度。

（1）超满意度的悦客服务

伴随着社会经济的发展，科技的进步，人们的生活水平日益提高，自身的需求层次也更高了，更加注重追求高品质的产品和服务。特别是服务行业，无论是在经营模式方面，还是在服务标准内容上，都已发生了翻天覆地的变化。在以前，服务行业的成功秘笈相对简单，即除了正确的选址外，若还能够做到为客户提供相对优质的产品和微笑服务，便能培养出一批忠实的客户，进而提高产品复购率和推荐率。然而，如今的服务行业所面临的环境已不同往日，想要获得长期可持续的发展，立于市场不败之地，是否拥有100%（平均）满意的悦客服务则是关键。

那何为"悦客服务"？简而言之，就是指服务人员对待客户时，不仅要从行动上主动提供热情款待和支持，还需从心理上给予真诚的关怀。它的核心理念是服务人员要通过客户的言行举止，预测出其未言明的需求，及时提供"增值的惊喜服务"，强调无私、超预期和不求回报，最终达到客户和自身都能够体会到愉悦和满足的目标。例如，某知名"高端酒店"提出的"六个凡是和七声服务"，从酒店设施环境的布置到员工的仪容仪表、服务流程等，每一个环节都是精心设计的，不仅为客人提供干净整洁、温馨的住宿及餐饮环境，还十分注重"来有迎声、帮有谢声、怨有歉声、问有回声"等人性化的服务，努力追求客人及员工都能获得100%（平均）的满意度。

对于齿科行业而言，我认为，客户的满意度是可以做到100%（平均）。在多年的齿科运营管理中，我见到过很多客户打出了120分，甚至更高分数，平均下来就可以达到100%的满意度。"悦客服务"在这其中发挥了举足轻重的作用，甚至决定着企业的生存命脉。一般来说，优秀的齿科机构会将悦客服务中的"客"分为内部客户和外部客户。所谓的"内部客户"，即称之为行为主体的服务人员（即"员工"），也就是说，齿科机构需从应聘环节就开始以款待外部客户的方式来对待应聘者。对他们，在入职培训时，我们要提供温暖的人性化服务，如提前在内部公告栏中写上新人的名字和欢迎词等；在正式上岗后，我们要给予尊重与信任，尽最大的能力创造各种教育培训机会来提升他们，鼓励他们施展才能，助力他们实现自身价值和梦想。譬如丽思卡尔顿酒店所提倡的服务名言是，"我们是服务绅士和淑女的绅士和淑女"。该酒店不仅能够长期坚持履行对员工的承诺，奉行信任、诚实、尊敬、正直与奉献原则，努力培养人才，使人尽其才，创造员工个人与公司双赢的局面，而且还致力于营造"重视多元价值、提升生活质量、满足个人热情抱负、强化丽思卡尔顿企业魅力"的工作环境，提高员工的归属感与幸福感。

当然，齿科机构除了要关注内部客户的满意度，还需注重"外部客户"的满意度，这可谓是重中之重。齿科机构同样也应制定出一系列的"悦客服务"标准，并需要按要求严格执行到位。接下来，我向大家详细介绍一下，主要体现在以下几个方面：

①服务前

装修设计要科学合理、环境优美，处处体现增值服务，如入门处提供丰富、可口的自助水果饮料，等候区摆放各类报刊书籍等。要有完善的管理制度、人性化的服务流程，要建立详细的会员档案，包括联系方式、喜好、特长、购买记录等。员工应时刻保持整洁美观的仪容仪表，微笑待客，举止文明。

②服务中

当客户准备进门时，服务人员应第一时间微笑迎接，并主动给予温暖真挚的问候，"您好！欢迎光临，很高兴为您服务！"（如果是老客户，问候时要能亲切唤出客户的姓名）若客户携带有较重的物品，应及时征求是否需要帮忙拎或寄存，并积极引导客户到前台办理预约、登记、挂号等手续，且在两分钟内就提供好茶水饮料，做到"迎客五到"，即客人到、微笑到、敬语到、手势到、茶水到。

当客户办理好挂号手续，服务人员应主动带领客户到相应的诊室等候区，提供水果饮料并详细告知其诊疗流程、注意事项等，保证客户的杯中持续有水。更关键的是，要及时关注到客户特别的需求并给予满足，这样有利于培养感情。如客户的孩子正在吵闹想吃棒棒糖，这时服务人员便可直接外出购买一根送给孩子等。

在客户接受治疗的过程中，除了保证所有的医疗器械用具的安全性外，医生还要体现出专业性，要时刻与客户进行有效的沟通交流，认真倾听客户的需求，避免给客户造成不适之感。如果客户对治疗方案和效果有疑问，医生应耐心解答，告知具体原因。另外，如果客户的治疗时间相对较久，正临近中午，服务人员可询问客户喜欢何种餐食，免费提供。

③服务后

当客户治疗结束后，服务人员仍应热情地招呼客户到休息区休息，并关切地询问客户的感受，是否需要帮忙，且要及时登记反馈信息。

若是客户有抱怨或投诉，服务人员更要认真倾听，第一时间给予解答，要是确实给对方造成不便，应温柔、真诚地道歉，必要时给对方提出合理的处理意见和建议。因为投诉即是机会，3次投诉里就隐藏着100人的不满，若能正确妥善处理，则投诉的客户也更容易与企业构筑更强的信任关系。

当客户准备离开时，服务人员应亲自送至门口，然后真诚地与客户道别，微笑说再见时需唤出客户的姓名。

应经常翻阅及分享客户的相关资料，做到熟练于心，除了常规的生日祝福及售后回访等，还应有更加细致的服务，让客户感受到特权待遇，从而增加会员的忠诚度。

总之，对齿科而言，"悦客服务"势在必行，其内容应呈现出多元化、特色化、超预期等特点。毕竟，客户的消费金额一定程度上取决于客户的满意度。例如，曾经就有人对丽思卡尔顿酒店的数据进行分析，得出一个结论是客人在非常快乐和满意的情况下，比平均消费金额多23%；在快乐的情况下，比平均消费金额多7%；在一般的情况下，比平均消费金额少1%；在不满意的情况下，只花费平均消费金额的87%。因此，客户的高满意度就显得特别重要。

那究竟如何能够获得100%（平均）的客户满意度呢？首先，要正确看待员工与客户间的关系。二者在人格上是平等的，员工应视客户为亲朋好友，互信互爱，坦诚相待。其次，更关键是要提供让客户惊喜感动的服务。这就要求我们在服务的全过程中，善于通过客户不经意出现的表情、动作等，及时洞察到客户未言明的需求，然后主动满足。当然，我们给予的要远超客户预期。要能做到这种地步，就是最好的。毕竟，这种超预期的服务感受，会给客户一种心灵层面的震撼。这种情感上的温暖，也会让人久久不能忘怀，甚至会随着时间被无限放大。客户可能在一个星期，或一个月,甚至一年以后回忆起该体验,依然觉得回味无穷,感到十分幸福满足。就像丽思卡尔顿酒店的终极使命所言的那样,要给客户最真心的关怀与最舒适的享受,达到身心舒畅、幸福洋溢,获得出乎意料的感动。这也是其优质服务的最佳写照。

(2)自主支配金

在"悦客服务"中,除了客人的满意度,注重员工的满意度也是我一直强调、倡导的。我们需要从心理上认同员工及其家人都是齿科的内部客户。作为管理者,我们应将这一点践行到极致。因为真诚和用心,别人是很容易感知到的,这也是成本最低的方式。比如,我们可以设置First Class Card,即一流卡,每位员工都拥有一张,一旦受到他人帮助,即可赠送对方一张"一流卡",并详细记录赠送理由。只要大家乐于奉献,就能获得其他同事的尊敬和齿科的赞赏。正因为齿科有了这样的奖励机制,同事之间才更加愿意积极协作,完成团队的各项任务。

另外,齿科机构还应给予员工高度的信任,赋予重任,鼓励创新。虽然制度的严谨性是必需的,但是充分授权也是可以的,最具代表性的是允许每个管理岗位的员工每月可拥有2000元的自主支配金,无须任何人审批,即可根据实际情况随意使用。当然,该支配金主要是用于客户不经意及未言明的需求,一旦察觉到便可及时且直接满足客户,以此为客户创造出更多的惊喜和感动,有利于培养与客户之间的亲密融洽关系。例如,咨询师在翻看朋友圈时,正好留意到客户的朋友圈刚发布出此刻的心情:有点累、口渴。这时,咨询师便可以在网上下单,点杯星巴克送给她,千里送情。或者客户生日当天来就诊,所负责的牙医可以准备一份精美的且不超过自主支配额的礼品送给客户。哪怕当月已超出自主支配额,员工们仍可再次申请,关键在于要把握好最佳时机,出其不意地感动客户,让客户获得极大的满足感。

总之,"自主支配金"对齿科服务是不可或缺的,它在某些时候能发挥关键性作用。它激发了内部员工的积极性,增加归属感,促使员工在服务中能不拘泥于常规操作,更加善于观察客户的言行举止,能够快速捕捉到客户未言明的需求,创造出更多的特色服务方式。而且自从员工有了"自主支配金"的支持,客户感受到的惊喜日益增多,对齿科的满意度也逐步提升, 从而对建立更稳固、长久的医患关系十分有利,也提高了客户的忠诚度。

3. 企业文化是齿科良性增长的关键点所在

一年企业靠运气，十年企业靠经营，百年企业靠文化。

随着经济的发展和科技的进步，企业之间的竞争逐渐呈现白热化的状态，从原先的抢占价格优势演变到现在的人才争夺。一家企业若想要在激烈的竞争环境中脱颖而出，并得到持续发展，实质上起到关键作用的就是优秀的企业文化。企业文化是企业的灵魂，是企业最核心的竞争力，是企业的黏合剂，它能够提高员工的积极主动性、认同感及归属感，促进企业的可持续发展。

有这样一种说法："一年企业靠运气，十年企业靠经营，百年企业靠文化。"那究竟何为"企业文化"？概括地说，它指的是一定条件下，在日常的经营管理活动中，逐渐形成的符合企业发展阶段并加速其发展的经营方针、共同价值观念、规章制度、行为准则等，既有物质文化又有精神文化，成为全体员工引以为准来规范自己的言行举止和价值取向。企业文化对企业的生存发展起着关键的作用。

一般来说，企业文化主要分为三个层次：一是物质层，指企业形象，含企业环境形象、品牌标志、企业名称等，属表层文化；二是制度层，指企业行为，也称规章制度理念，含品牌观、经营观等，属浅层文化；三是精神层，指价值观、使命感、目标认同感等，属于深层文化。

那么，对于齿科行业而言，到底是否需要企业文化呢？相信很多管理者心中已有明确的答案——当然要！是的，如今整个齿科行业的竞争愈演愈烈，而大部分的齿科服务内容和标准大同小异，如果想要在市场上占有一席之地，在这场本质上是人才、环境、风气的竞争中获胜，就要依靠优秀的企业文化。为何呢？原因很简单，"近朱者赤，近墨者黑"，就如"北极熊的样子，是由北极的特殊环境所造就的；泥鳅的样子，是由小河沟的环境造就的"。环境具有同质化功能，对人也不例外，这也就意味着企业拥有什么样的文化，会决定着团队中每个人的样子，进而影响企业的品牌形象等。在这里，就不得不再提一下"悦客文化"了，这也是目前大多数齿科在内部大力推崇的一种企业文化。

（1）企业文化在齿科中的作用

企业文化为何是齿科良性增长的关键点所在，它在齿科中到底发挥着哪些作用？其作用主要体现在以下几个方面：

①对齿科内部员工的价值观、行为都具有引导和约束的功能

常言道："员工并没有好坏之分，而企业文化则有优差之说，只有优秀的企业文化才能塑造出更优秀的员工。"诚然，优秀的企业文化都是经过深思熟虑才建立起来的，具有公开、公正性，一旦形成价值观和规章制度等内容，这就让所有的员工都有法可依、有制可寻。如果员工由于某种原因而在言行举止上偏离了企业文化的核心价值观，那也有据可依，能在第一时间纠错，重回正轨。

当然，这里提到的企业文化对员工的约束，除了一些硬性的制度式约束，更重要的是要强调"道德规范、企业文化氛围、和谐理念"等软约束，努力赢得员工内心真正的认同。就像"悦客文化"，一方面对各个岗位均设了MOT，并要求员工要遵守并严格执行；另一方面又努力营造和谐、互帮互助的工作氛围，并给予员工充分的信任，允许自主分配金的存在。

不过，对于齿科的管理者而言，虽然企业文化本身就具有一定的约束

作用，但在管理时仍需注意方法的恰当性，应抓大放小，在严格、认真对待大事的基础上，可适当对无关紧要的小事放宽、妥协，给予员工一定的私人空间，做到恩威并施、管理有度。不然，员工会因这些没有人情味的约束，增加离职的概率。

②有利于培养齿科员工的主人翁精神，具有激励、凝聚功能

我们知道，齿科属于典型的服务行业，十分注重客户100%（平均）的满意度。然而要想实现这点，关键靠的还是员工。如果企业文化在精神层面，能够对企业价值观进行提炼和传播，即强调"以人为本、尊重人、悦客服务"等原则，会更容易产生"内化于心，外化于行"的精神力量。这种文化如同心智程序般在企业员工的心中扎根，激励员工从内心产生一种高昂情绪和奋发进取的精神，从而努力工作，用心服务客户，并不断促进齿科服务的持续创新。

正如"悦客文化"中所提到的"员工是企业最宝贵的财产，齿科与员工是互信、彼此成就的关系，并且员工的满意度至关重要，要做到善待员工"等核心理念，让员工感受到温暖与被重视，员工自然愿意全心全意服务于企业，服务于客户，与企业共同成长。

另外，优秀的企业文化经得起时间的考验，是人心所向的，受到所有员工的认可。优秀的企业文化不仅在无形之中会影响人们的价值观和行为，使员工愿意将自己处于主人翁的位置，与企业共进退、一体同心，并且也能从各个方面将不同岗位的员工紧紧地团结在一起，目标明确、步调一致，将大家的积极性、主动性和创造性激发出来，使员工的能力得到充分发挥，共同促进企业工作效率的提升，推动企业向前发展。

③有利于增强员工的归属感、责任感等，为齿科引进和留住更多优秀的人才

由于优秀的企业文化能够创造出一种公平公正、奖惩分明的考核环境，

有完善的公开考核制度，考核员工时不偏袒、不戴有色眼镜、不刁难，对每个员工的工作表现和态度都能够做到科学、客观的判断。此外，优秀的企业文化还鼓励员工不断挑战自我，勇于竞争，通过自身的努力争取相应的奖励和更高的职位。

如此一来，便能有效提高员工的工作积极性，不断提升自身的素质，且员工之间也能和谐共处、团结协作、沟通顺畅，从而增加员工的幸福感，员工也就当然愿意留下，与企业共存亡。尤其是高素质的齿科人才，不仅仅只追求物质上的劳动报酬，还追求精神上的满足感。因此，优秀的企业文化可以增加企业的吸引力和生命力，大幅降低人才流失率。

④有利于提高客户的满意度，实现双方共赢和企业的和谐发展

优秀的企业文化注重的是和谐发展，它提倡不仅要保障客户的利益，尽量满足客户的需求和期望，以提高满意度，还要保障企业、员工及股东的利益，使员工愿意与企业同心，共同成长进步。这点在"悦客文化"中就特别强调过，应把客户视为亲朋好友，真诚对待、用心服务，通过执行MOT、给予更多的惊喜服务来获得客户的高度认同，最终让客户产生具有商业价值的行为。

⑤有利于维护齿科的品牌形象，具有推广、辐射的功能

有人说："文化是企业赖以生存的灵魂，而一个企业拥有什么样的文化，便会创造什么样的品牌。"的确，客户对某个齿科的品牌形象的评价如何，取决于企业文化、服务水平和齿科项目的完成专业度。特别是企业文化所传达的精髓，是基础，是核心，具有较稳定的特点，人们对其的认知不易改变。因此，齿科要想得到良性的增长，拥有优秀的企业文化就显得格外重要。好的企业文化不仅能够培养出更多忠诚的客户，还能维护并提升企业的品牌形象，产生巨大的品牌效应。

除此之外，齿科还可以将优秀的企业文化通过各种方式（如广告宣传、

说明会等)向社会推广,有助于树立齿科的良好公众形象,提升社会知名度和美誉度,一定程度上也会带动相关兄弟企业的发展。从长远来看,也将会对社会经济及文化的发展产生重要的影响。

总之,优秀的企业文化就好比是齿科的风向标及掌舵人,及时引导员工、企业回归到正确的运营轨道中,同时它也是企业战胜困难、取得战略决策胜利的无形力量,保障企业的健康良性发展。

(2)齿科建立优秀企业文化的途径

那么,对于齿科而言,到底应该如何才能建立起优秀的企业文化呢?

首先,应把握好建立企业文化的最佳时间(即创业初期),并能根据后期齿科发展的不同阶段对其加以完善。众所周知,文化并非是一朝一夕就能形成的,需要经过时间的千锤百炼才能修成正果。就如"现在过年的习俗,年复一年,至今仍很隆重,这就是文化的力量"。其实,齿科机构文化同样如此,它犹如企业的树根,要想茁壮成长,就必须让树根扎深扎稳。无论是规模大小,都要从管理者最初创业时开始,哪怕当时员工少,企业也应以文字的形式设计好企业的愿景、使命、价值观等,建立起属于自己的专有企业文化。若是企业文化未能及时建立,即使培养了再多的人才,随着时间的流逝,凝聚力逐渐消散,人才也迟早会被竞争对手挖走或离职创业。因此,及时建立企业文化至关重要。

当然,若要想长期保持企业文化的竞争优势,齿科应定期对文化进行审视、修改、调整并完善,因为齿科的发展本身属于动态的过程,并非一成不变,而企业文化最终是服务于齿科的经营发展,这就要求优秀的企业文化必然要切实符合齿科发展的不同阶段。只有这样创始人所营造的良好风气和环境才能更好地传承,企业文化才能真正充分发挥出应有的功能,持续助力企业向前发展。

其次,齿科在设计企业文化时应关注管理者的理念,同时也要了解各个关键要素之间的关系且遵循设计的正确步骤。曾有人说过:"企业的灵魂在于管理者的思想,从某种程度上而言,企业文化主要就是管理者的文化。"事实证明此观点值得赞同。特别是在齿科创业的初期,几乎所有的经营权决策权大多都掌握在少数的管理者手中,大大小小的决策及行动方针等主要都取决于管理者对外部市场、政策、消费者期望等情况的分析和应对。换句话说,他们对企业文化的认识如何,将直接影响到企业文化的形成,甚至企业领导自身的素质、价值观、经营理念都决定着企业文化采用什么样的核心理念。

鉴于此,那管理者要怎么设计好企业文化中最关键的要素"使命、愿景、价值观"呢?第一步,优先设计的应是"使命",而非"愿景"。因为这是我们齿科机构存在的目的和理由,代表了企业的方向和责任。第二步,当"使命"已确定好,管理者接下来就要考虑制定"愿景",也就是一种由企业员工共同形成且能够引导和激励未来的共同理想和目标。面对困难时,它能够在混沌状态中迅速聚集人心,促使所有人勇往直前、迎难而上。第三步,则是"价值观",简单来说就是员工的行为准则,是企业及团队的价值取向,是企业在追求成功过程中所推崇的基本信念和奉行的准则。对于齿科而言,"价值观"是硬性要求,所有人都应处在同一个频道上,明白什么事情能做,什么事情不能去触碰,一切有章可循。

最后,应开展各项活动对企业文化进行广泛宣传,并真正贯彻执行到位。其实,很多齿科都有企业文化,公司的环境装修也颇为用心,墙上到处张贴着企业文化的相关标语,表面看上去很美好。但是,当你身临其境时,就会发现员工的言行举止及价值观往往与所宣传的企业价值观是不符合的,甚至相悖。那问题究竟出现在哪里?其实,主要原因有三点:一是注重口头宣传,员工并没有深刻理解企业文化的内涵,只是一知半解而已；二是企业内部缺乏能让文化精神深入员工内心的体制，很难执行；三是可能和自上而下的命令推行方式有关，即高层管理者不遵守，却想让员工遵守。

由此可见，要想企业文化真正发挥作用，"彻底落地"是关键。企业文化是高层的思想，绝不仅仅只是使命、愿景、价值观等文字类的标语。标语充其量称为"口号"，只有真正写进人心里的才叫文化。正如，一种信仰之所以能够千年屹立不倒，那是因为有精髓在，而企业文化就是我们企业的精髓，是企业的灵魂，更需要通过一系列的仪式活动，让企业文化具体化，让它真正成为一种摸得到、看得见的东西，从而让所有员工都切身体会到企业文化的核心价值观，促使企业文化彻底落地。

那么，针对企业文化的落地，齿科可以从以下三个方面进行努力：

第一，管理者要善于利用新员工入职会、班前晨会、开业仪式等场合，组织员工反复解读，以达到熟知、理解企业文化的精髓，强化制度的重要性的目的，并且和大家分享将企业文化付诸行动后所带来的业绩增长和晋升机会等相关事例，进一步激发员工的兴趣和认同感。其中，最重要的是，作为管理者一定要以身作则，践行企业文化，千万不能口无遮拦；不能打白条，要说到做到，及时兑现奖励，否则士气将失；不能吃独食，时刻怀有感恩之心，做感恩之事，珍惜才能拥有，感恩才能天长地久；不能过河拆桥，不能太伤自尊，要注意分寸。总之，管理者与员工要一视同仁。

第二，完善企业的文化管理制度，应不断地对那些贯彻、执行企业文化的员工进行公开嘉奖，授予相关的荣誉证书，给予一定的经济奖励等，以达到树立典范，在企业内部推广传播的目的。

第三，企业应开展各种活动。只有加深员工对企业文化的理解，才能确保员工在实际的工作中能够用行动完美地诠释企业文化，比如"企业文化知识竞赛、模拟小练场"等。通过这些方式，让员工不断地亲身参与进来，便能慢慢转化成习惯性行为，将企业文化刻在心中。

综上所述，齿科的发展离不开企业文化，而企业文化是否能够发挥出最大的功效，则关键在于齿科的每个人能否深入理解精髓并严格执行到位。齿科有了优秀的企业文化，犹如给企业安装了一台加速器，促使齿科不断向前发展。当然，企业发展得越好，员工就会越有信心和动力，并激励自己更加努力进取。荣誉越高，成就感就越大、越明显，最终形成良性循环。

这是一些知名的医疗机构企业文化以及我曾服务过根据该齿科基因和创业牙医的特点和该创业牙医共同设计的企业文化，以期给大家带来启发：

美国梅奥诊所

（1）愿景：提供无与伦比的就医体验，在医疗方面，成为大家最信任的医疗伙伴

（2）使命：综合医疗、教学、科研为每一位患者提供最佳的医疗服务，以激发希望，促进健康，增进幸福

（3）价值观：患者需求至上

美国麻省总医院

（1）愿景：成为美国卫生行业质量和安全的领导者

（2）使命：一切以病人为中心，为病人提供最高水准的服务，通过科研教学提升医疗水平

（3）价值观：患者是医院的中心，团队是医院的最大资产，工作上要追求卓越

陕西某齿科连锁

（1）愿景：一家有温度的齿科

（2）使命：偏执的技术追求打造极致的客户体验

（3）价值观：尊重、专注、快乐、共赢

4. 战略不清晰的齿科机构很难良性增长

战略的定位、创意、执行、监督才是战略的完整版。

无论个人发展，还是齿科机构的良性增长，战略都起到了非常关键的作用。它就像黑暗中指引着我们前进的一盏灯，灯光越明亮，我们的方向也就越准确。但在齿科行业中，我曾接触到很多有优秀技术、有学术造诣的明星牙医，以及很多经营几十年的、有资历的牙医，因战略设定不清晰，让他们的齿科机构的发展陷入瓶颈。

在数学世界里，两点之间最短距离就是 A 点到 B 点的直线。可在现实世界中有多少人能如此顺利，一直走直线的路径呢？大多数人会因为某些原因而在原地打转、绕弯，甚至后退，尽管知道前面有着自己要到达的 B 点，却不知道自己能做些什么改变现状，这种情况是非常无力和无奈的。但如果你在从 A 点出发时，就已经有了一个清晰的战略目标和路径规划，即便在前往 B 点的过程中遇到一些挫折和拦路石，你也能快速、果断地做出决策，继而顺利抵达下一站。在齿科管理中也是如此，若你想要让齿科良性增长，那么从一开始就要有一个清晰的战略设定。比如，当下是 A 点，终点是 B 点，清晰的战略相当于是规划、设计你的齿科从当下走到 B 点，B 点在本质上可以是增加齿科创业发展的信念，可以是实现或者达到齿科机构的远期目标，如齿科机构 10 年、50 年、甚至 100 年后的样子。但不管我们给终点 B 定了多少年的远期目标，明确战略，才有可能让齿科机构获得良性增长。

既然战略要明确，那我们就要对战略有一个深刻、清晰的认知。但在大部分的齿科机构中，不管是创业牙医还是员工，其实都是不太重视、关注"战略"问题。因为它是看不到、摸不着的东西，我们会一时看不出来它对齿科机构有什么帮助，所以大多数人还是比较看重更实在的东西。每当我与创业牙医、齿科管理者讲战略的时候，总有人会说，杨老师你还是教我们怎么谈单，怎么提高客户成交率，怎么做社群营销，怎么做美团线上引流等，甚至是怎么能让齿科机构在一个月内的初诊客户达到多少吧。我听后就会告诉他们，一个企业务虚比务实更重要。能让一个企业走向未来的一定是虚实结合，两者缺一不可。务虚好比是我们的思想，务实好比是我们的实战。在很多情况下，往往是务虚指导务实，才有可能在思想的引导下走得更远。而现在很多齿科在谈战略的时候，由于对战略的认知不够清晰，不够深入，极容易产生错误认知，从而导致自己的齿科机构发展吃力。在这里，我将其归类为两大误区：

第一个误区是认为齿科规模小，不需要战略。大多数情况而言，规模越小的齿科越需要战略，因为这样的齿科的人、财、物、力都是极其有限的，资源也是有限的。而面对强势的、规模大的齿科，拥有众多资源的齿科，又有着强大的品牌背书的情况下，小规模齿科想要找到属于适合自己的生态位，靠的就是战略。

帮助齿科做良性增长的日子里，我与很多有着丰富齿科管理经验和对齿科有着独特见解的朋友探讨过战略，我们得出一个结论，即"战略是看10年，定3年，干1年，半年复盘1次"。只要记住这句话，基本上想要实现齿科机构良性增长的战略大方向是不会错的。"复盘"是很重要的一个步骤，所以创业牙医一定要亲自去开复盘总结会，至少一个月一次，有助于你对自己齿科机构数据的了解，有助于你对战略进展有更明确的方向。因为战略是选择方向，方向错一步，后面步步艰难，甚至无路可走。

第二个误区是认为员工不需要战略，只需要听话照做就行。在齿科机构里，除了创业牙医，就是员工。员工做得好，创业牙医才能更放心，可见员工是一个非常关键的点。就像古代的军队，只有将军是不可能打胜仗的，需要众多的兵才能打胜仗。但兵也分层次，打得出色、有战略思想的兵往往都会被将军看重，被众多士兵们认可。大部分创业牙医在面试员工的时候，更多是关注员工在面试的时候反过来问机构的问题，因为可以根据员工所问的问题来做一个初步的判断，判断员工是否是自己心目中想要的优秀人才。但是他们在面试员工的时候，被问到的问题80%以上都是一些常见的问题，比如，一个月给多少钱，单休还是双休，有没有各种补贴，工作累不累等，这是很难去准确判断出来员工是否优秀的。

小米创始人雷军曾说过一句话，当你在面试牛人的时候，其实牛人也在面试你。面试的时候，不单是创业牙医在考查员工，也是员工在考查齿科的发展。比如，员工会衡量自己加入的这个齿科有没有战略，对自己之后的工作是否有帮助。由此可见，战略并不只是创业牙医的事，员工也需要懂战略：第一，你要看这个创业牙医是不是懂战略。老板懂战略，设置的战略很清晰，这个齿科机构的发展大方向基本不会错，对你也是一种极大的保障。第二，未雨绸缪。你要多想一下，若加入这个齿科5年、10年以后，能拥有什么，得到什么。第三，避免对牛弹琴。当创业牙医激情澎湃说着老虎，但员工听的想的却是猫，两人在想法上就已经不一样了。又或者创业牙医给员工描述的是凤凰的形象，最后员工却误解成鸡，这就不对调了。因此，员工懂战略，是为了更好地与创业牙医、齿科的发展有同频的共识，这样可以提高员工的执行力，让你的齿科在战略指导下越走越稳。

（1）好战略离不开好团队

其实，很多齿科都有自己的战略，不管是方向还是目标，都是非常清晰的，但齿科就是发展不起来，或者达不到良性增长的趋势。类似于这种情况，有时候不一定是战略错了，而是人错了。俗话说："巧妇难为无米之炊。"一个妇人厨艺再好，煮饭再香，没有粮，一切都是空谈。所以，在齿科的战略中也是一样。战略再好，但如果没有一个好的团队，也还是竹篮打水一场空。只会让你陷入一遍一遍质疑自己战略的恶性循环中，甚至对自己和齿科失去信心。因此，一个好战略离不开一个好团队。

（2）战略失败的原因

大家知道了战略对齿科机构有着关键性的作用，有了战略才有可能实现良性增长。但我们还要清楚的是，不是有了战略就一定能良性增长，而是有了一个好的战略，以及好的团队去执行，才能良性增长。

那么一些齿科机构为什么会做出失败的战略呢？原因一般有四点：第一点，源头是创业牙医。创业牙医是齿科的创始人和主要负责人，是一家齿科中制定战略的核心人物，是战略中的定海神针。这就意味着创业牙医在战略路径中起着重要作用。在从 A 点走向 B 点的时候，创业牙医走到一半之后不走了，原地滞留、原地返回或者另寻其他自认为的捷径，这样的话，别说良性增长了，甚至有可能迈向恶性增长和肥胖增长的方向。在很多民营齿科中，创业牙医是最有发言权和威严的，也是决定齿科如何做的人，走错一步或者想漏了一步，都有可能导致齿科战略失败，所以创业牙医的战略和决策很重要。但不代表创业牙医需要在每一步都做具体的细节性决定，比如拍板员工应该如何做等，这些都容易导致不良后果。

需要明白的是，创业牙医要做的是在战略上做决策，而不是在运营的细节上过多地做决策。过多的干涉齿科运营，容易导致员工失去能动性。当你的员工失去能动性时，你这个创业牙医会感觉身心疲惫，无论什么事情，你的员工只会去请示你，等你的安排，最后就变成所有的事情都等你安排和拍板。而当事情的结果不尽如人意时，你再去问责，团队只会回答，已经跟你请示了，团队也尽力了，失败了也没办法。这样的结果不是我们想要的。因此，大家在确定了清晰的战略后，在运营上的细节上，应该学会放手，更多是让团队去思考、去做。当然，这里的大前提是你要培养好这个团队。

战略重要，团队也重要。一个好的团队，需要先培养人才。优秀的人才是实现齿科战略目标的基础，是齿科持续发展的动力，也是组建一个好的团队的根本。想要更好地解决齿科的问题，创业牙医要先安内，把控战略目标，将所制定的激励机制都围绕着这个战略目标去执行，再围绕着整个战略目标将团队调动起来，让团队真正理解你的战略目标和方向，真正与你的战略认知处在同一个层面上，而无须过多干扰和管控。我曾服务过的一个创业牙医，他跟我说，其实员工入职、辞职是很正常的事情，特别是那些自己也不太看好的员工，或者普普通通的员工。但让他纳闷的是，在自己的齿科机构中，有些员工做得也不算出色，也没带来特别大的效益，但在他辞职到了别的齿科后，不到一年时间，就成了该齿科机构的高管。对于这种反差，我想说的是，人还是那个人，只是用人的方式不同。好比一颗珍珠，在一个没有慧眼的人眼中，它不过是比石头要漂亮、圆润些，但在一个有慧眼的人眼中，它就是一个可以打磨直至发光发亮的珍珠。这就说明竞争对手比你更会用人，竞争对手比你更能授权。

第二点，问题在高管。在齿科中，创业牙医是一把手，创业牙医就是组织团队的角色，高管则是带领团队的角色；从决策上来看，创业牙医就是制定决策的人，高管则是实施决策的人。因此，高管在齿科发展中，是不可或缺的。战略能够承上启下主要在于高管的执行，有时候战略的方向跑偏了，也有可能是高管没有按照战略目标和战略规划去执行。为了让战略发挥最大作用，保持同频是你的制胜法宝。团队必须要达成共识，不管你推任何的品项也好，还是战略也好，都要达成共识。中高层一致认为这个指标很重要，那这个指标就是我们的重要指标，这就是达成了共识。如果说中高层没有发自内心认为这个指标是我们想要的，那这个指标就会产生争议，就有可能达不到，最后导致的结果是有可能错失齿科机构良性增长的机会。可见齿科要自上而下达成共识，比如说会员的导入明细、系统及会员分类模式等。

第三点，人事不给力。人才对战略有保驾护航的作用。你有再好的战略，也必须要找到与战略匹配的人才。一家齿科需要招聘相关专业的人才，作为创业牙医也需要十分非常清楚人才的重要性，进而传达给人力资源，让他们按照要求去"招新"，这样才能更好地执行战略。

第四点，财务不拨款。财务在任何一家齿科中都是处于核心地位的，不管规模大小，财务的推进更有助于齿科项目的进展。财务具有管控性，很多项目如果在最后一步，即在财务的关卡被卡住了，就很难进行下去。项目通过了，但财务不拨钱，项目进展就会推迟、滞后，甚至是夭折。大家可以发现，很多齿科机构不是发展不起来，而是很多好的项目容易在财务上被卡住。这并不是财务仗着权力去卡项目，而是财务严格按照制度和流程来分拨款，照章办事，就会造成分不清轻重缓急。因此，想要齿科发展得更好，战略进展更顺利，就不能让财务成为拖后腿的角色。我们可以给财务补课，让其了解更多内部战略目标，甚至是参与战略的制定，让财务和大家保持同频。

（3）战略清晰的重要性

一个齿科机构想要实现良性增长，清晰的战略是非常重要的。我跟很多创业牙医分享过"齿科永恒战略基本法"这个概念，就是说每家齿科都要有一个客户转介绍收入率的战略目标。这帮助了很多正在寻找战略，或者寻找突破的齿科机构。事实上，战略就是围绕一个目标采取协调一致的行为，它不是一个口号，创意、执行和监督才是战略所具有的完整特征。对于齿科机构而言，我们在制定战略的时候，要注意出发点，战略目标一定是根据无依赖的客户需求制定的。

需要注意的是，这里面有两个关键词，一个是无依赖，另一个是客户需求。在齿科机构中，经常会有一些客户要求，"我要某某医生问诊"，或者是"我不要某某医生给我做项目"，等等。事实上，有一些齿科机构是一个医生撑起了半边天，说得更夸张一些，某天这位医生家中有事，或者身体不适，来不了了，就会严重影响齿科机构的运营，甚至于齿科机构可能会有业绩下滑的危机，这也是很多创业牙医都会面临的情况。可是，若你想做成一个良性增长的齿科品牌，像这种过度依赖性他人是很难发展起来的。因此，我们要尽可能地做到无依赖。人员固然重要，但更重要的是，在战略中使用机制去管理一个齿科机构。

客户需求是我们制定齿科机构制度和战略的方向。一般而言，我们只要真正去研究客户的需求点，在战略方向上基本不会走偏。这就像我在"齿科邦"里，将客户转介绍收入率定为服务齿科的永恒战略目标。这意味着只要机构不倒闭，所有的成员都要围绕这个战略目标，制定战略，执行方案，并集结资源去聚焦，去击穿。一个口腔连锁机构从高速增长到良性增长，经常性地会裁撤冗余，这也许不是最佳方案，但也是确实有效的。

作为创业牙医对永恒战略目标要坚持压强原则，简单来说，就是定了战略目标，就要把很多的精力和资源放在这个战略目标上，在执行战略过程中，要以超过主要竞争对手的强度配置资源。要么不做，要做就集中人力、物力、财力，实现重点突破。当然，也有很多优秀的齿科机构有着自己的战略目标，并且在齿科行业中做得很出色。故而我认为，一个良性增长的战略目标是每一家齿科机构都需要的，将良性增长列入到激励员工的考核项目中，也是十分有必要的。我们可以将多出来的战略业绩作为激励良性增长的考核目标。

　　总而言之，战略不清晰，齿科就不会良性增长。如果一家齿科机构的战略本身清晰而简明，就有助于员工使用"发展与机遇的语言体系"进行交流，并能从中发掘到有助于齿科机构发展的信息，激发员工的积极性，让良性增长的动力融入他们的干劲中。如此操作，齿科必然会良性增长！

5. 5S 管理是齿科机构良性增长的基础措施

5S 管理是齿科机构实现良性增长，与竞品拉开差异化的最低要求。

  5S 管理是日本丰田公司率先推行的一种特殊的基础管理方法，也是 TPS（全面生产管理）中的一部分。后来，5S 管理图书相继问世，对企业的管理模式起到了推广的作用。由此，该模式被全球的企业逐步借鉴使用，进而掀起了 5S 热潮。另外，企业还通过它延伸出了许多精益的管理理论。

  那备受企业信赖和重视的 5S 管理到底是什么呢？5S 又是指什么呢？5S 管理是指企业生产中对人员、机器、材料、方法等多个企业生产要素进行有效管理的方法，以整理（SEIRI）、整顿（SEITON）、清扫（SEISO）、清洁（SEIKETSU）、素养（SHITSUKE）5 个方面（简称"5S"）的活动为基础，借助于 PDCA（计划、执行、检查、总结）的不断循环，使人们潜移默化地改变对企业的看法，改变工作环境，以实现创造有规律的场所、干净的环境，能进行有目的的管理，达到意识改革和企业经营效率化。后来，有的企业根据自己企业的发展现状和需要又增加了安全（SAFETY）延伸出了 6S 管理。7S 又是在 6S 的基础上增加了节约（SAVE）。不过，不管 6S 还是 7S，万变不离其宗，都是以 5S 为基础的，都是为了企业更好地发展的。

  5S 管理是企业的一种基础管理方法，通过执行 5S 管理方法，企业可以提高管理效益，而且能够降低企业的管理成本。从内部看，给企业创造了一个干净而安全的工作环境，减少了企业内部很多资源的浪费；从外部看，给客户提供了一个舒适的安全的环境，树立了企业良好的形象，从而带动了企业长久而稳定的发展。

"5S"在我们生活中的出现频率很高，可以说它在我们的生活当中是随处可见的。例如，我们在选择餐厅吃饭时，首先要看餐厅的环境，甚至去看厨房的环境和卫生，以及工作人员的服务态度等。哪怕有时候只是吃一碗面，我们都会去做比较。其实在选择餐厅时，我们所进行的每家餐厅的内容对比，就是在比较他们的5S管理制度。齿科机构作为医疗机构，更是如此。每个客户来齿科机构时，首先会观察门诊的环境、消毒情况、员工着装以及精神面貌等，这主要是在与其他门诊进行比较。如果我们与其他齿科机构没有很大的区别，即没有特别之处能够吸引客户，那么可能一个细节没做好，我们就会失去这个客户。由此可见，5S管理的好与坏是会影响整个齿科机构的发展的。如果没有好的5S管理制度，员工是没有归属感、自豪感的，也不会把他所在的机构当作一回事。

作为齿科的管理者，想要把5S管理制度更好地应用于自己的齿科机构管理中，就必须要知道5S管理中的每一项任务是什么？各项内容包含了什么？具体整理如下：

（1）整理（SEIRI）：清理工作现场空间，把不必要的东西和必要的东西区分开来，去掉不必要的东西，目的是整理出"有效空间"。整理是5S管理的出发点，也是首要任务。

（2）整顿（SEITON）：把必要的东西放在显而易见、顺手的地方，需要时候能快速取出，有规定的放置区，并明确标示出来。目的是为了减少找东西浪费的时间。

（3）清扫（SEISO）：打扫和清理垃圾、灰尘和污物，使得现场无垃圾、无灰尘，干净整洁。目的是打造一个干净无污染的环境，创造一个温馨而清爽的工作环境。

（4）清洁（SEIKETSU）：将整理、整顿、清扫进行到底，经常保持服装整洁、车间干净，并成为一种制度和习惯。

（5）素养（SHITSUKE）：培养出具有良好职业习惯、遵守规则的企业员工；营造企业氛围，培养员工团队精神。目的是让大家养成良好习惯，创造守纪律的工作场所。

因此，在我看来，5S 管理是齿科机构良性增长，与竞品拉开差异化的最低要求，也是让客户最能亲身体会的管理成果。一个好的齿科机构或管理者，会严格要求企业按照 5S 管理的规章制度去执行。但如果一个齿科的内部是混乱的，其客户体验的反馈大多是很糟糕的，那么齿科就需要好好反省一下自己的管理，可以对照 5S，好好进行整顿。

"5S"中前面 4 个"S"对齿科机构打造适宜的工作环境及客户就诊环境是至关重要的。通过对整理、整顿、清扫和清洁这 4 个"S"的严格执行，整个齿科的医疗环境会焕然一新。对内部而言，齿科机构里的所有东西都会摆放得井然有序，在这样的环境中工作，员工会感到心情愉悦，工作效率必然也会随之大大提高；对外部而言，就医诊室干净明亮，卫生环境符合标准，这会给客户的一份安全感，候诊大厅清爽温馨、一尘不染，这给客户的是一份舒适感。客户从进门的一瞬间就感受到作为医疗齿科的专业，感受到这是一个整洁、井然有序的环境，这不仅能赢得客户的信赖，也能缓解客户的紧张情绪。

"5S"里的"素养"，是最为重要的。齿科机构要服务好客户，使客户满意，这样才能有源源不断的客户，才能拥有自己的"铁粉"。客户的满意程度也可以反映出员工的整体素养。一个齿科机构若整体的素养高，那么其客户的满意度肯定也会大大提升。因此，齿科机构要培养员工形成良好的职业习惯和团队精神，要不断地向他们渗透企业文化。他们代表的是企业的脸面，是企业的形象代言人。

　　作为齿科管理者，我们要思考如何提高员工的整体素养。在员工入职培训时，素养的培训是不可或缺的培训内容。在日常工作中，我们也要不断地强化员工的意识，时刻提醒他们，引起他们的重视。孙子曰："朝气锐，昼气惰，暮气归。"这就是说，早晨是一天当中精气神最足的时候。因此，在对齿科机构的管理中，我们要善于利用班前晨会，通过班前晨会的传达，形成员工理念上的统一，做好当天工作的准备。我建议，在晨会当中，员工们一定要去诵读自己齿科的企业文化、品牌格言，或者稻盛和夫的"六项精进"等。

　　5S 管理法则，体现的就是不会收拾的人不会干活。每一项工作中都要贯彻 5S 管理的思路。养成一个良好的工作和生活习惯，才是最大的生产力。

以我自己门诊的晨会诵读内容为例：

一、知胜 8 条

1. 我是最专业的
2. 我的工作是成就更多客户与同事
3. 大惊喜，强感知
4. 我绝不抱怨，我的内心无比强大
5. 用成绩说话
6. 我守口如瓶，值得托付
7. 今天就能做到极致
8. 请你相信我，我说到做到

【诠释】

1. 我是最专业的

我在我的岗位上是非常专业的，我有信心能给我的客户最专业的治疗方案、治疗效果或服务。

2. 我的工作是成就更多客户与同事

让客户物超所值，让同事有成就感，客户满意，同事满意，我们就会发展得越好，我们才越开心。

3. 大惊喜，强感知

有时候你觉得自己很努力做了一些事情，但是其实周边的人并没有什么感知。从长远来看，这种不痛不痒的感知很容易遗忘。我们要想被记住，就要给对方超出预期的惊喜。大惊喜，强感知，就是让别人更加信赖你，这是非常重要的一点。

4. 我绝不抱怨，我的内心无比强大

抱怨是无能无奈的表现，抱怨有什么用？没有用，因为它只能用来向别人展示自己的无能和无奈罢了。面对麻烦，能解决就去解决，这是能力；面对麻烦，不能解决就承受，这是坚韧。在我看来，抱怨就是世界上最强的负能量，它会让一个人变得令人讨厌，让人厌倦。

内心强大是提醒我们自己，遇到事情的时候要镇定，切莫"玻璃心"。在工作的过程中，不良情绪是大敌。这些不良情绪很多时候是源自不良态度。我们要知道，态度好，运气就会好。这也是一种提示，不断地提示自己要有好的态度，强大的内心才会让我们内心平静、积极向上，所有的问题才会迎刃而解。

5. 用成绩说话

你有了好成绩，别人才愿意听你说，以结果为导向，才会更容易出成绩。

6. 我守口如瓶，值得托付

守口如瓶，值得托付的核心就是让人放心。什么叫作让人放心呢？别人对你说的话不要到处去传播，尤其是不该说的更不能向外界说。当你让别人放心的时候，你的机会还会少吗？

7. 今天就能做到极致

并不是说我今天要把一件大事做得很完美，而是自我提示：我是一个对自己有非常高的期待和要求的人，我要尽心尽力给自己的今天交一份满意的答卷，日积月累自然而然就会有非常好的成绩。

8. 请你相信我，我说到做到

勇于表达出真正的信念，并做我所说，说我所做。当你能说到做到，相信你的人就会越来越多，你的影响力才会不断提升。我们要一直靠谱，甚至是一直超预期地靠谱。

二、稻盛和夫"六项精进"

1. 付出不亚于任何人的努力
2. 要谦虚，不要骄傲
3. 要每天反省
4. 活着，就要感谢
5. 积善行，思利他
6. 不要有感性的烦恼

【诠释】

1. 付出不亚于任何人的努力

要想度过更加充实的人生，就必须比别人付出更多的努力，全身心地投入工作。自然界的动植物都在为生存拼尽全力，我们人类也应如此。认真并竭尽全力地工作，这是作为员工应履行的基本义务。为此，首先要热爱工作，只有热爱了，才能做到专注工作，才能产生"做出更好产品"的想法，才能自然而然地开始钻研。"痴迷于工作，热衷于工作，并付出超出常人的努力"，这种不亚于任何人的努力会给我们带来丰硕的成果。

2. 要谦虚，不要骄傲

中国有句古话叫作"唯谦受福"，意思是说，只有谦虚才能获得幸福。

在社会上常有一种错觉，好像只有那些不择手段、挤垮他人的所谓强硬派才会取得成功，但事实绝非如此。成功的人是那些内心具备燃烧般的激情和斗志，并能做到谦虚内敛的人。在生活中具备谦虚的态度是十分重要的。　但是，即使是这样的人，在取得成功获得较高地位之后，也常常会失去谦虚的态度，变得傲慢起来。有些人在年轻时谦虚努力，但随着时间的流逝不知不觉地变得骄傲，甚至误入歧途。因此，一生中都要将"要谦虚，不要骄傲"深深地刻在自己的内心，这是非常重要的。

3. 要每天反省

我们要养成在每一天结束的时候，对这一天进行回顾和反省的习惯。不要每天做的工作都是低水平的重复，没有精进自己。例如，今天有没有让别人感到不愉快？待人是否亲切？是否傲慢？是否有卑劣的行为？是否有利己的言行？

回顾自己一天的言行，确认是否符合正确的做人原则。如果自己的行动或言语当中有值得反省之处，就必须加以改正。每天进行反省可以促进我们人格的完善、人性的提升。每天的反省可以抑制自己的邪恶之心，让良心更多地占据我们的心灵。能够不断取得进步的人是那些"每天进行反省"的人。

4. 活着，就要感谢

人无法独自生存。每个人不仅需要空气、水、食物等大自然的恩惠，还离不开亲人、同事和社会的支持。我们能够生存下去，正是因为有了这些环境因素的支撑。

感谢生命，感受幸福，可以使人生变得更加丰富，更加顺利。不要徒劳地抱怨，而要真诚地对目前拥有的东西表示感谢，并将这种感谢之心用"谢谢"的话语，或者笑容向周围的人们传递，这样做可以使自己和周围的人更加平和，更加幸福。

5. 积善行，思利他

中国有句古语"积善之家有余庆"，就是说多做善事的家庭就会有好报。如果思善行善，你的命运就会朝着好的方向转变。当然，事业也会朝着好的方向发展。善，就是指待人亲切、正直、诚实、谦虚等，这也是做人应有的最基本的价值观。就像俗话"好人有好报"说的那样，积善行可以使我们的人生更美好。

6. 不要有感性的烦恼

在人生中，每个人都会失败、犯错。但是，我们都是在不断失败的过程中成长起来的。因此，即使失败也没必要沉浸于悔恨之中。有句话叫"覆水难收"，意思是一旦泼出去的水是无法收回的。无休止地对已经发生的事情悔恨、烦恼是毫无意义的。这样下去，可能会引发心理疾病，甚至给自己的人生带来不幸。虽然每天需要反省自己的错误，但反省之后就不能再为此烦恼，必须义无反顾地走向新的征程，开始新的生活，这是十分重要的。对已经发生的问题，不能无休止地烦恼、惶恐不安，要用理性加以思考，并付诸新的行动，这样才能够开创人生的新局面。

6. 敢于承诺，价格透明是齿科长远发展的基石

敢于承诺并遵守承诺，就是好企业。

承诺是人与人之间，一个人对另一个人所说的，具有一定憧憬的话，一般是可以实现的，对于彼此许诺的某项事务答应照办。承诺也是对齿科机构能力和实力的保证，是一种实力的证明。

承诺在生活中随处可见的，和我们比较贴近的，像我们去餐厅用餐，就会经常碰到餐厅对消费者的各种承诺，他们会对客户说"超过20分钟没上菜的，我们承诺一律免单，并且给你鞠躬道歉"，"本店郑重承诺，所有食材都是新鲜的，假如发现不新鲜的食材，我们赔款10倍"，"等位时间超过30分钟的，我们给予8折优惠"等。这样的承诺在就餐时是越来越常见，餐厅企业给出这样的承诺，一方面是对自己餐厅服务有信心，另一方面也是一种经营策略。举例来说，若一个餐厅承诺20分钟上菜，而超过时间一直没有上菜，所有的菜就一律免单，这样的方式会把很多传统的饭店给淘汰。顾客看到这样的承诺，点完餐，肯定不会像往常在其他餐厅一样催着上菜。以前上个菜，服务员用纸和笔记能不能记得住还不一定，然后写的字也不一定能看清，然后我们不断去催，这个时候就很麻烦，而现在我们会静静地等待着上菜，因为知道如果超出20分钟，餐厅就会免单。如果正常上菜，20分钟之内的等待，也是顾客可以接受的范围。所以有承诺就不用顾客催单。

我比较喜欢的一家餐厅，叫小菜园，只做直营店，从不加盟。他们的菜品味道做得不错，也很精致，色香味俱全，最主要的是小菜园服务也做得好。他们对消费者敢于承诺，即菜肴超时就免费赠送此菜；对菜肴不满意无条件退换；食材如有问题十倍赔偿。就是这样的敢于承诺、承担，尽心地做好每一个菜品的小菜园，经过他们的努力，在全国87座城市拥有388家直营门店，成为消费者钟爱的中式餐饮连锁品牌之一。看到小菜园对消费者的承诺，又有这么好的服务、好的菜品，这样的餐厅你能不爱吗？你会不想成为回头客吗？你会不想推荐给别人，或者带着朋友一起来就餐吗？像小菜园这样的经营管理，他还愁消费者吗？

我曾问过很多创业牙医，敢不敢在齿科机构的大厅前方写上"如果您对我们服务不满意，我们无条件免单退款"，"所有洁牙客户，不满意的24小时免费退款"，"正畸方案不满意退款"这类的话，大多数创业牙医给我反馈，都是"我们不敢，因为恶意退款的人太多"。在我个人看来，人心本向善，我们为什么要把别人想得那么坏呢？我们凡事要多往好处想一想，要对我们自己齿科的技术和服务足够信任。信任是最昂贵的东西。试问，我们如果连一点担当、一点承诺都不敢给予消费者，消费者为什么要相信我们医生、我们齿科机构呢？

因此，在这里，我希望大家都能认真思考一个问题：当我们不内求的时候，我们会遭遇什么？是消费者对我们的放弃。我们想要拥有更多的消费者，就要敢于对消费者承诺，取得消费者的信任，换取更多的新客户、回头客。当我们给消费者承诺"正畸方案不满意就退款"的时候，我们首先展现的是对自己齿科医疗水平的一种坚定的自信。有了这份自信，便会换来消费者对齿科机构的好奇，对齿科机构的关注。消费者到来的时候，我们要非常自信地与消费者沟通，告诉他们正畸的知识，了解他们的需求，并把齿科机构的特色介绍给他们，最终换取消费者对我们的惠顾。

承诺是打开消费者对齿科机构戒备之心的一个方法，能够增加齿科机构的曝光度，是促进我们和消费者进行初步沟通的一个纽带。在营销方面，齿科机构还要注意价格的制定。我们不能水涨船高，见人要价，要做到价格透明，标准统一，童叟无欺。

　　价格体系透明化，是齿科长远发展的基础。若齿科的价格体系标准化了，齿科的成交量至少能提升50%。我个人也是十分提倡价格体系标准化透明化。什么叫价格体系标准化呢？即实行统一定价，对待每一个消费者都是一样的，材料费、人工费等价格透明，并且在每个咨询师的桌上，在医院最明显的地方写出来，"如果你发现别的消费者比你的更便宜，我们将三倍赔偿"。事实上，你只要把价格体系标准化，然后将收费价格标准挂在齿科机构的大厅内，或放在你的咨询师的办公桌上，你的咨询团队工作效率一下子可能会提高两倍。为什么会有这样的效果呢？当你的价格透明化、统一化，你的咨询师只需管专业知识沟通，管客情服务就可以了。这样他就能够更加专注地服务客户，传达企业的实力。他节约了和客户谈价格的时间和精力，通常这个过程最耗费精力和时间，而且很多时候是因为价格谈不拢而丢失客户。现在，咨询师他们不需要考虑价格这个环节了，不需要想着企业有什么价格方面的促销活动给到客户，不需要因为价格而去套路客户。因为价格对每个消费者都一样，是公平的。假如我给你优惠了一千元，我可能就要赔偿别人三千或者一万，不仅仅如此，我还会丢掉客户，失去客户的信任，失去企业信任。因此，价格是无法随意优惠的，它有统一的标准。这时，肯定会有人问"价格毫无优惠，客户听了之后可能就会马上掉头去隔壁齿科机构了，我们应该怎么应对呢？"如果仅仅是因为价格，客户掉头去隔壁了，那我们就要反思了。除了价格以外，我们就没有其他优势了吗？难道我们只有靠价格低廉来换取客户吗？当然不是，我们是要靠实力的，这样才是企业长久发展之计。

从我的角度看，只要你把价格体系标准化，统一化这一点做到了，你的营销会变得非常简单。如果齿科价格没有体系化，我们将会看到齿科机构的管理层每天都在为价格而签字审批。咨询师在和客户谈论价格的时候，一会8折，一会又8折折上折、7折，等等。客户无底线地拉低价格，而齿科为了挽留消费者，就会压低价格给予同意。咨询师的权限是有限的。为了业绩，咨询师就要不停地找领导沟通，甚至特殊的价格还要去找领导签字。此时的经营策略就是来者不拒。客户来了就要抓住这个客户，注重以价格取胜，而不是医疗实力，甚至在业绩不好的时候，会以廉价来打动客户，留住客户。毕竟"一分价钱一分货"，若你用廉价换来客户，又不能给客户提供好的服务，不能提供好的医疗技术，试想一次低质的体验后，客户还会回头吗？另外，客户又会怎么跟亲戚朋友评价我们的齿科机构呢？

其实有时候，客户一开始可能没想到要讨价还价，但是你给了客户一种错觉，就是价格是可以沟通、可以商量的，有讨价还价的余地。当消费者有了这种错觉后，自然而然就会为了低价谈判到底，而且肯定是越优惠越好了。久而久之，我们会发现，不仅一些政策最后对客户不好使了，而且也导致我们的咨询师在和客户谈价时没有一点原则了。咨询师习惯了这种打折砍价的思维模式，只要有客户来咨询，就想着用打折的形式挽留住客户。价格修修改改，反反复复，最后你自认为给到了一个十分优惠的价格，但客户可能还不一定满意呢。这样的工作模式不仅会降低工作效率，而且会打击员工工作积极性。如果尽心尽力地与客户沟通，却没有好的结果，久而久之，大家都会产生倦怠。相反，如果齿科机构价格体系标准化，价格谈判这个环节就省略掉了，没有了价格谈判这个烦琐的环节，咨询师只需要负责项目专业沟通和服务沟通就行了，帮客户做流程做会员，从而提高齿科的会员数量。

齿科机构在经营的时候要做到流程透明化。为什么要经营透明化？举例来说，若我们去餐馆就餐，明档厨房和非明档厨房之间，我们可能更愿意选择明档厨房。明档厨房打消了我们对后厨卫生和食品安全的顾虑，而餐厅能够做到明档厨房，也是对自己餐厅卫生管理和厨艺有自信。作为消费者，我们肯定也希望我们在餐厅吃的食物都是厨师在我们的面前完成的。这里不得不提一家餐饮品牌——喜家德水饺。喜家德能够开出700多家连锁店，有8000多个员工，很大一部分是来自这种透明化。每一个水饺都是在你的眼皮底下包出来的，出锅之后就让你能够吹着热气去吃水饺。从食材到成品，整个流程都是透明的，都让你亲眼看到，并在你的监督下完成。这是一种真正实力的考验，消费者对于这种体验也是印象深刻、赞不绝口。由此可见，企业经营的透明化对企业的发展也是非常关键的。

总而言之，齿科机构对客户敢于承诺，又能说到做到，在流程上也是全部透明，这样换来的是客户对齿科机构的信任，能够打消消费者对机构的戒备之心，放心地把自己交给齿科机构来治疗。我们的价格是体系化、统一的，我们对每一个客户公开每次所做的项目是什么、用的材料是什么、用量是多少等。最重要的是，在当天做完之后，我们会跟客户认认真真地再核实一遍。这样的管理模式体系，加上医疗团队的精湛技术，客户的全程体验肯定是一级棒的，下次还选择我们齿科机构，或者把我们推荐给亲朋好友的可能性都是极大的。如此，齿科的"美名"可能会悄然遍地开花。那时候，我们还需要为客户资源发愁吗？

但回头看一看现在的齿科机构，在对待客户上却满满都是"套路"。我甚至听说过，有的齿科在给客户做种植的时候，医生还在和咨询师沟通该客户是用国产还是进口的。客户要是知道这些真相，会怎么评价齿科机构呢？这可是不应该发生的情况啊。

我希望，齿科机构和创业牙医都能够实现价格体系标准化、统一化，抵制行业间价格的恶性竞争，敢于给客户承诺，并遵守承诺。我们一定要做到从客户进入齿科机构的那一刻开始，为客户服务的任何一个环节全过程都是透明的，让客户看到他在齿科机构的全程轨迹，做一个可以让消费者放心信赖的齿科。只要我们用真诚打动客户，用技术实力说服消费者，我们才能把齿科做好，齿科也才能越走越远，越走越好。

7. 低价制胜不是一条好路

采取高价营销策略的企业往往能够战胜其他想靠低价占领市场的企业，而从齿科市场营销的长远发展看，品质比低价更容易制胜。

从市场营销的角度看，价格对企业产品的影响是怎样的呢？举例来说，如果一个企业的产品在刚上市时，企业给予的价位相较于同类品种偏高，那么在前期的推广中，因价格高必然会影响销售业绩，带来的结果便是推广缓慢，市场占有率低。但是随着业务的不断推广，你会发现，他们的业绩会在某一天突飞猛进，销量倍增，迅速占领大部分的市场。相反，如果企业一开始就想靠低于市场的价格来抢占市场，或许前期会有消费者买你的单，可随着时间的推移，大家会发现，这样的企业慢慢地在激烈的竞争中消失了。为什么会出现这种情况呢？答案显而易见。现实中，所有企业的营销推广都是需要费用的。费用从何而来，也是显而易见的。当然是从产品的"利润空间"中预支出来的。因此，没有利润，何来企业。

对于大部分高质量产品来说，只有较高的价格（或利润空间），才能支撑营销人员去做更多的推广，从而使产品能不断地出现在人们的视线里。也正是这种不断的"刷存在感"，使你有机会向消费者介绍你的新产品，大家也才能认识、了解你的产品，了解它的优势、价值以及与别的产品的区别等，进而去接纳它、体验它、使用它、认可它。当然，企业也会从消费者的心理角度去思考问题。对高价格的产品，消费者往往都会有好奇心。

高价格自带一种"神秘感"。此时的消费者会想"它为什么会这么贵呢""它与同类产品相比贵在哪里呢"。正是这些疑问，让消费者想要一探究竟，愿意去尝试它。当然，我们在这里提到的高价格并不是"天价"，它是相对于其他同类产品而言的，而价格之所以定得高的原因，主要是我们的产品相较于其他产品品质较好。

　　作为齿科机构，情况也是如此。在一个齿科机构刚起步的时候，我们需要做一些市场营销推广方案，来增加齿科的知名度和客户的首诊量。只有这样，我们才能生存下去。因为只有在有足够的利润空间的时候，我们才能去支撑我们前期的各种市场营销推广活动，才能让大众知道我们的存在。如果没有客户，我们有再好的医疗资源，有再好的医疗设备和材料，都是无用的。只有让大家知道我们的齿科，有需求的客户才能够来到我们的齿科，这样我们才能展示精湛的医疗技术，帮助更多客户解决他们的牙齿问题。当然，这些都需要我们花时间、人力和财力去推广营销。很多管理者在给齿科产品定价或给医疗方案定价时，总担心定价过高了，就会导致客户不愿意来了。但若定价过低，没有利润，我们又拿什么来支持齿科机构的长久运作呢？这是矛盾的。事实上，我们的价格是与高质量产品和医疗服务相关联的。所谓一分钱一分货，大家很快能感觉到它是物超所值的。作为齿科，作为医疗齿科，我们最终是为客户解决问题的。客户来到齿科机构，是对我们的一种信任和肯定，他们需要的是我们能提供强有力的医疗技术力量。因此，我们卖的是医疗服务和医疗质量，我们要保证提供的是高品质的医疗资源和高品质的耗材，尽心尽力去帮助客户解决问题，不辜负他们对我们的信赖。正是因为对高质量的保证，我们对自身的定位就会提高，我们的目标是给客户提高更好的服务和更高的医疗保证，完美地解决客户的需要，让客户百分之百满意。我们不要担心质量好了，价格上不去，或者担心价格高了，客户不愿意来了。所谓酒香不怕巷子深，只要你的医疗团队技术力量强，耗材品质好，相信通过企业营销或者客户的口碑相传，客户资源肯定会越来越多，企业也一定会越来越好的。总而言之，对齿科而言，从市场营销的长远发展来看，品质比低价更容易制胜。

很多时候，我们都会错误地认为，消费者喜欢的是同样品质但价格相对便宜的那一款产品。但通过市场观察，你就会发现，实际上消费者更喜欢的是"占便宜"。通过高价格、高品质的营销，我们在前期取得了我们想要的预期效果，后期我们就有能力让消费者享受到更多的优惠、实惠。这不仅能让更多的客户追随你，而且还能巩固你的客户，提高他们的忠实度。他们会帮你口碑相传，帮你打广告。相反，若是刚起步时我们就走低价格路线，一开始可能会自我感觉良好，可是后期没有足够的利润支撑，我们将很难继续营销推广产品，也没办法留有给客户让利的空间，无法满足客户"占便宜"的心理。这样的策略，会导致消费者或者客户的"不忠诚"，让客户很容易就丢失了。他们可能转身去了高价格、有优惠的产品那里去了，这是大部分消费者的心理。

低价制胜不是一条好路，高品质的医疗服务才是我们制胜的法宝。我们要思考的是品质制胜，而不是低价制胜。我们为客户解决问题，最终是要依靠我们的医疗水平和医疗服务，如此才能维持和促进齿科机构的快速、稳定发展。靠医疗质量取胜，才能越做越大，越走越远；靠价格来竞争，无疑是自寻死路。作为齿科，我们依赖品质比依赖低价更容易制胜，而且会使齿科发展更加长久。单纯地一味地低价制胜，是不可取的。低价在市场上通常是扮演着"搅局"的角色，成事不足，败事有余。在对抗性竞争中，高价经常被低价搅得心烦意乱，甚至胆战心惊，但低价最终总是难敌高价，甚至在高价面前一败涂地。

因此，作为齿科，我们要不忘初心，坚持提供高质量的医疗技术和服务，帮助客户解决问题，这才是我们医疗齿科的根本。

8. 收入月度考核的陷阱

禁止设置短线目标。不要鼓励齿科管理者只看眼前。

一个企业,要想得以生存和发展壮大,都离不开人,也就是企业的员工。企业招聘员工,就是希望员工能够在他们的能力范围之内,在他们的工作岗位上帮助公司出谋划策,帮助公司发展壮大,协助公司成长。而员工之所以愿意来到这家企业,也是认为他能够在该企业实现他的自我价值,能够学习到新的知识而得以成长,并且能获得较理想的报酬。从社会学角度看,公司和员工更多的时候是一个相互依存的体系,就像鱼儿离不开水,瓜儿离不开秧。没有了企业,没有了老板,员工就没有地方去施展他们的才华和赖以生存的机会。企业老板若是没有了员工,他所追求的发展和利润最大化也就无法实现。由此可见,大家都在彼此的岗位和职责上各求所需,相互依赖生存。

齿科机构也是如此。我们的发展离不开员工的辛勤付出,以及他们对企业或齿科老板的信任。我们就像一个大家庭,每天一起交流工作和生活,在一起的时间比陪伴家人的时间都要多,甚至彼此间的交流也比家人多。作为齿科老板,我们要明白,企业的成就和员工的辛勤付出是分不开的。我们要感恩自己的员工,给他们提供应得的薪酬,给他们提供更大的发展空间,给他们创造更多的机会去学习新的知识和技能,加速他们的成长。员工之所以能够全身心地投入到工作,也因为有一个好的老板,一个为他们着想的老板和一个好的发展平台，这样他们才能实现自我价值，才能为企业创造更大的价值。

一个营利性的企业，最终目的都是一样的，就是大家一起共同努力，为公司创造价值，赢取丰厚的利润。没有哪个老板说，我开企业是为了赔钱的。企业和员工很多时候是共生存的关系。创业牙医和员工就像在同一艘轮船上航行，前方不知道有什么惊涛骇浪在等着我们，创业牙医是航船管家，员工是水手，大家共同上了这一条船，就要齐心协力，同舟共济。作为船长的老板，他要担负的职责就是维持水手的秩序，根据每个人的不同优势把大家安排在合适的位置，想尽办法激励、鼓舞大家，让大家团结一心，共同奋进。只有这样，大家才能克服航行中遇到的困难，平稳而高效地抵达下一个港口。

那如何激励员工的工作动力呢？这就要说到公司的绩效考核制度了。通常绩效考核都是由人事部门制定的。绩效考核是人力资源部门工作中很重要的一部分，所有员工都要遵守，而且随着公司的不断发展、不断壮大，绩效考核也会不断更新和优化。绩效考核的目的是为了激发员工更多的潜能，通过奖励或者调整薪资的方法，帮助员工提高他们的工作效率、热情和积极性，在公平公正的竞争下，多劳多得，实现自己的价值的同时获取更多的劳动报酬。具体的考核制度，每家公司或企业是不一样的，管理者会根据企业规模的大小和经营方式来制定考核周期和考核内容及规则。一般而言，考核周期有半个月、一个月、一个季度、半年，甚至一年为一个考核周期，都是有可能的。

说到收入考核，请大家一起来看看齿科机构是如何操作的。齿科机构是一个以业绩为导向的营利性机构。我们创办齿科的愿景就是通过精湛的医术和周到的服务，帮助更多的客户解决他们的口腔方面的问题，从而获得客户的认可和满意，换取我们应得的报酬。所以我们员工的收入，除了他们每个月应得的基本薪资以外，还会根据他们的业绩给予相应的奖励。具体的业绩考核制度多久为一个周期呢？我认为，齿科机构的考核周期应该至少以一个季度或半年为一个周期。作为创业牙医都知道，绩效考核是一项系统工程，涉及指标评价体系、评价标准及评价方法等内容，它的核心是促进我们企业或者齿科获利能力的提高及综合实力的增强，其实质是做到人尽其才，使人力资源作用发挥到极致。事实上，公司制定的绩效考核，其目的和重点都是为了激发员工的主动性，创造更多价值。员工也能通过自己的努力而得到相应的奖励。公司也是为了让员工能够多劳多得，给予员工一个公平的平台，让他们去实现自我价值。明确了这个概念后，企业就可以根据自己的战略发展目标，找到一个能够更好地完成这个目标的方法，然后把目标分阶段安排给各部门，各个部门的领导再根据底下员工的情况分到各员工身上，也就是说每个人都有任务。剩下的就是对企业人员完成目标情况的一个跟踪、记录、考评。

考评周期为什么不能是一个月？如果我们以一个月为考核周期，那么对我们的员工来说，周期太短。30天稍纵即逝，月度考核由于时间太短，对我们的员工来说压力太大，每个月都有指标考核，会把员工压得喘不过气，时间久了，也会影响员工的工作积极性。从心理学的角度而言，一个人若是长时间处在焦虑状态，那么他在工作的时候就不能集中精力，这会影响工作业绩。从齿科发展角度而言，周期太短的考核制度会让员工产生不满的情绪，极易养成团队短视目标导向。例如，到了月底还差一些收入，大家就会不断打电话邀约下个月，甚至更远周期的客户，以此来应付本月的业绩考核，这样最终损害的还是齿科本身。如果齿科机构以一个季度为员工考核周期，那么员工在完成了一个周期的指标后，在面对下一个周期的业绩考核时，会有三个月的时间去完成下一个任务，这样也给了员工一个缓冲的时间。一般而言，我是建议按照季度考核的。员工只要完成了任务，就会获得丰厚的回报。这样的企业会让员工时刻动力十足，心甘情愿地为企业付出。而在这期间，如果发生了什么意外情况，齿科管理者也有足够的时间去寻找解决方案，确保企业利益不受损害。因此，齿科的绩效考核要按照季度考核，而不要按照月考核。另外，每个季度的考核指标一旦设定，就不要轻易改变。确定的目标更有利于员工朝着一个方向，努力去实现他们的目标和价值。

　　总而言之，作为营利性的齿科，我们一定要清楚自己齿科的情况，有自己的业绩目标规划和相应的激励政策。在制定考核目标的时候，领导者一定要做出准确的预判和规划，切不可好高骛远，急于求成，要根据实际情况制定切实可行的目标和方案，并且帮助员工做好销售业绩的规划。我们要站在员工的角度去思考一下，以帮助员工获得同等的收益，要让员工在企业有一种家的感觉，感觉自己是被重视的。在制定员工业绩考核周期的时候，我希望大家都可以考虑按照季度考核的模式去执行，而不是月考核的模式，那样会对企业的发展不利，影响企业整体的市场营销推广，也不利于企业人员的稳定，希望大家能够认真地去思考。

9. 医疗质量是我们的自尊心

医疗质量是齿科的生命线,是齿科赖以生存的根本。

随着医疗市场的不断扩大,目前市场上医院和患者之间的关系发生了明显的变化。以前都是患者来医院"求医",而如今则是医院在"求患"。面对这一挑战,对于医疗齿科来说,我们要积极地去改变,不仅要提高医疗、诊疗、治疗技术水平,提高工作效率,还要不断改善对患者的服务态度和就医环境等。

其实,作为齿科机构,我们同样也面临着"求患"的问题。那我们靠什么取胜?用什么来吸引客户呢?诚然,好的营销方法和服务是必不可少的,但高质量的医疗技术才是我们取胜的法宝。服务再好,如果你的医疗技术不高,客户也不会来这里看牙齿。由此可见,精湛的医疗技术,是客户源源不断的必要条件。

我一直都认为,医疗质量和医疗技术是改变齿科业绩的突破口。医生要有他的独门特技,一家齿科的核心竞争力必须是靠医生的技术。如果一个齿科,没有精湛的医疗技术,拥有再好的营销团队也是无济于事的。过度的营销带来的流量红利,终究只是昙花一现。如果通过营销带来了客户,而我们的医疗质量和水平跟不上,解决不了客户的本质需求,这只会导致齿科的口碑越来越差,其后果不堪设想。其实,如果齿科的医疗质量和技术不过硬,营销团队在给客户介绍、宣传齿科机构的时候,也会没有信心,没有底气。这就很难说服客户，很难挽留住客户。齿科机构的管理者一定要时刻铭记医疗质量和技术对齿科的重要性。医疗质量是我们的自尊心，医疗质量体系是齿科机构良性发展的支撑体系，没有强有力的医疗技术支撑，齿科机构的发展一定会非常难，举步维艰。

那什么是好的医疗质量呢？作为齿科医生，我们要对自己的患者负责，我们所提供的周到服务，不仅要让患者记忆深刻，还要能实实在在地解决患者的牙患问题，并且能够满足患者日益增长的需要。事实上，医疗质量不仅仅体现在医生的医疗技术水平上，还有医生对待患者的态度，理解患者的同理心，等等。我们要让客户每一次来我们的齿科就诊时，都能感受到家一般的温暖。

作为齿科，我们的医疗质量应该怎样去提升呢？第一，在齿科医疗上，我们要有研发的能力。研发，即投入学习，学习新的理论知识、新的治疗理念以及探索未知的技术的能力。一家齿科机构每年都必须要有教育资金的预算，这样才能让机构里的医生有去进修的机会，有去行业内先进齿科机构学习的机会。而通过对这些新知识、新理念和新医疗技术的学习，一方面能够不断提升医生的医疗质量和技术水平，另一方面也能紧随技术不断更新换代的脚步，提升齿科机构的整体医疗形象。第二，必须紧跟齿科行业、齿科技术的发展。我们要努力让自己的齿科机构拥有超前的齿科技术，甚至拥有独特的医疗技术，从而形成自己齿科机构的特色，然后针对此重点打造和宣传，努力运用数字科技去获得更好的医疗质量。第三，注重病例管理。病例管理是每一个医生应尽的责任和义务。医生经常去翻看一些之前患者的成功病例，能够增进医生自身的医疗技术水平。

医疗病例管理是我们保障医患权益的首要前提，也是我们当下齿科的基本功。对于齿科行业而言，对待患者的病例要遵循高要求、高标准的原则。医生在整理病例的时候一定要做到真实性和完整性，并且要及时整理出来，并在规定的地方有序存放，方便患者打印自己的病历并带走。医生对患者的病例也要进行整理和分类，把优秀的成功案例挑选出来，当有新来的客户前来咨询时，可以通过我们这些成功的案例，用事实说服他们。当然，医生对病例要经常翻阅。所谓温故而知新，一个优秀的病例能够让你每次从中获取不同的灵感。那么，如何进行有效的措施保障我们的病例管理呢？一般而言，可以采取三级监察手段，即医生自查、院长检查、公司层面飞行检查。事实上，方式有很多种，每个齿科机构可以根据自己的情况去选择。不过一旦确定后，一定要坚持去做，这样才能达到预期的效果。

此外，我们要明白，客户愿意来我们的齿科机构就医看牙，不是为了过来喝一杯咖啡，不是为了过来感受你的贴心问候，而是出于对你的齿科机构的医疗水准的认可和信任，想要通过你来解决他的牙患问题。因此，究其本质，齿科机构实际上是一家医疗齿科。但我们也要发展，要生存，我们不是非营利性的齿科机构，我们需要客户的认可，需要回头客，需要客户的口碑相传。故而，我们在服务的同时，一定要记住齿科发展的最核心、最本质的东西就是医疗质量体系。我们必须保持高质量的医疗水平，这样才能换得客户最终的满意。这是用来支撑齿科机构发展的必要条件，医疗质量牵引着被需要的价值认可，牵引着客户转介绍，也牵引着更大的发展机会。作为齿科机构的领导者，一定要对医疗的质量负责。质量是我们的核心，也是每一个齿科机构的自尊心。我们要以优异的产品、可靠的质量、优越的终身效能费用比和有效的服务，满足客户不同的需要。我们要时刻记住质量是我们的自尊心，它包含了医生的态度与技术。

借用华为公司做产品的例子来说，华为是怎么定义一个好的产品呢？华为企业认为，好的产品大概有这么几个特征，一是质量可靠，二是性价比高，三是产品的售后服务好，好到能够满足不同客户的需求，直到服务到你满意为止。产品质量是他们的自尊心和中心。而从齿科机构的角度看，齿科机构想要成为好的齿科，成为值得大家信赖的齿科，也是要讲性价比，要讲服务的。其中，最主要的是要考虑医疗技术这个重要因素。作为齿科的创业牙医，一定要对医疗的质量负最终的责任。从某种程度上说，创业牙医对医疗质量重要性的认知水平决定了该齿科机构的医疗质量水准和发展。如果齿科机构一味地以营利为主要目的，忽略了齿科医生的医疗水准和质量，那么这个齿科机构就不会长久。在这样的机构里，牙医也不会有意识地考虑到通过不断提高医生的医疗质量和素养来创收。他们不愿意在提升医疗质量上投入过多的费用。在他们看来，齿科机构里的所有资源、策略都是为了实现快速赚钱而服务的。其实，打造医生的知名度，提高医生的医疗技术，才是齿科机构最长久的发展之道。但是很多齿科机构的管理者往往会忘记这一点，他们忘记了患者来的最终目的是要解决口腔问题的。相反，如果齿科机构的管理者能够意识到，医生是可以不断增值的资源，如果他们意识到，人力资本不断增值的目标优先于财务资本增值的目标，那么他们就会注重医生，甚至其他员工的培训和成长，这样就会提高齿科机构的整体形象和医疗水准，从而带动齿科不断进步，不断成长，有朝一日必定会脱颖而出。

把医疗质量放在首位，并把它视同齿科的自尊心和生命，只有这样的齿科机构才能拥有精湛的医疗质量水准，才会努力去不断地提升自己齿科的医疗水准，不断地引进先进的技术，凭借优质的服务和精准先进的医疗技术，帮助那些信任齿科机构的客户，妥善解决他们的牙齿问题。这样的齿科机构也必然会红遍大江南北，成为齿科行业的标杆。

10. 咨询师的善良比聪明更重要

善良比聪明更重要。
——亚马逊 CEO 杰夫·贝索斯

咨询师是客户与牙医之间的桥梁。如果没有牙医和客户的信任，咨询师存在的价值几乎就是零，所以咨询师的心态要摆正。

在很多行业，除了老板和员工外，还有一个称为"咨询师"的岗位。顾名思义，就是为客户解惑的人。更深入一点解释，咨询师就是一家齿科机构的门面之一。当一个人有齿科方面的问题需要了解和咨询的时候，咨询师的形象能间接影响到一个齿科机构的客户成交率。咨询师的形象越好，给客户的可信度越高，就有可能给齿科机构带来巨大的流量。特别是那些顶级的咨询师，他们都有一种能力，即共情，在与客户的沟通过程中，他们往往能准确地感知客户的心理及情感，从而提供最优的方案，这样也有利于客户接受方案。当然，咨询师在不同的齿科机构，甚至不同行业里，有着不同的岗位名称，比如专家助理、客服经理、客户经理、CRM 等，但不管是哪个名称，在齿科机构里，咨询师的重要性是不言而喻的。

随着齿科行业的不断发展，很多人对于咨询师有着不一样的看法。很多人说，齿科行业要回归医疗本质，医生自己来接诊客户就可以了。毕竟，由于医生自身的专业性，他的齿科知识会更全面、更专业，讲解起来肯定让客户更加清晰明了。事实上，我想告诉大家，并不是这样的。在韩国、日本等地方的齿科机构，我发现他们都设有咨询师这个门诊岗位。有一句话说得好，想要做得更好，就要比他人做得更创新，这样才有可能从众多相似的服务中脱颖而出。这些地方对咨询师的岗位设定，已经不是简单地讨论应不应该设这个岗位，而是想着怎么让咨询师这个岗位在齿科机构中达到效能最大化，从而使企业在当下竞争愈发激烈的齿科行业中发展得更好，比如开连锁店等。换一句话来说，齿科机构要从咨询师这个岗位出发，在此基础上，制定出一套完善且系统化的咨询师体系。

咨询师体系的机制决定门诊的未来。咨询师的言行举止也非常重要，特别是沟通能力。我知道，很多齿科医生都认为，做好自己的本职工作，不断提升专业的能力，就是对客户最大的帮助，也是其作为齿科医生自身价值的最大体现。事实上，善于让客户产生黏性的齿科医生，都是需要通过技能的不断累积后天修炼出来的。齿科医生更多的时间应该花费在提升自身的能力上，而不是苦口婆心地取得患者的初步信任和填写信息等事务上。因此，咨询师体系在门诊中有着举足轻重的作用。咨询师是真正与患者产生连接、信任、黏性关系的关键所在，他能更好地配合齿科医生的工作，从而使得齿科机构有序运转和发展壮大。

在思考齿科机构良性发展的问题时，我曾觉得，一个齿科机构是否做得好，是否做出好的口碑，前提便是齿科机构的创始人是否善于做口碑。但后来仔细一想，又觉得并不是那么一回事儿。假设该齿科创业机构里的牙医善于做口碑，在齿科机构发展的前期能够利用自己的优势，把齿科机构发展到一个完善、有序的状态，但一旦进入下一个发展阶段，出现了很多的连锁机构，比如从之前的3—5家发展到10家以上，"善于做口碑"的优势在这里就已经不足以支撑齿科机构后续更多、更好的良性发展了。但若每一个连锁的齿科机构都配备足够的咨询师，并能给咨询师提供较好的薪资和晋升空间，那么完善的咨询师体系将会决定齿科机构口碑的发散速度以及主动传播率。

咨询师是与齿科患者直接沟通的角色，需要为患者答疑解惑。咨询师除了有齿科的专业知识外，还需要有一定的口才和见识，说话要有逻辑，不能似是而非。另外，咨询师的形象也很重要。这就好比女性去买祛痘功效的护肤品，假如接待你的销售是一个满脸痘痘的人，那么我们对这家店第一印象就不会多好。毕竟，本来就是冲着祛痘效果来买护肤品的，但店里的销售自己都无法解决问题，这说服力从何而来。对于齿科行业，也是一样。身为咨询师，牙齿一定要齐、白、美、净，这是门面，在一定程度上也决定着客户成交量和齿科机构的流量。比如，今天客户过来准备做正畸，一看咨询师满嘴的乱牙，其内心必然会对咨询师和齿科机构的信任大打折扣。就算咨询师说得再好，专业知识再牢固，任何解释都是苍白的。由此可见，想要提高齿科机构的成交率，前提是把自己齿科机构的咨询师打造得漂亮一点，牙齿整得好看一点，这样才能给客户更大的说服力。

我以前有个学员，她是一名齿科咨询师，她做的一件事情让我至今都非常有感触。她把自己第1次做正畸检查、第2次看方案、第3次初戴牙套……牙齿矫正的前后经历，在她的办公室挂成了一排照片。假如我们是客户，走进她的办公室，一眼便能看到她正畸前后的照片。这就是一个"活招牌"，因为当我们看到她一口健康、好看的牙齿时，必然会认为在这个齿科机构整牙，同样也可以拥有一口漂亮、健康的好牙。作为咨询师，即便你之前没有经历过什么齿科的项目，但对于那些在齿科机构里治疗的患者的变化，你都要去了解，需要全程参与，增强自身的经验、实践感，这样你所说的话才能更容易让客户信服。

我曾跟一些患者沟通过，大部分的患者一开始接触到的都是齿科的咨询师，但并不是说他们咨询了一家，就直接在这家齿科机构里就诊了。若一些齿科机构的咨询师态度不好，即便他有着一口健康、好看的牙齿，但一副"算计"的模样也会让客户感到不舒服,就像自己去买东西,先不说价格是否昂贵,就冲着这恶劣的服务态度,一般顾客也不会选择继续购买。

人之初,性本善。当我们说到美好品德的时候,"善良"一词往往会脱口而出。善良是道德的基本要求,亚马逊创始人贝索斯也说过,善良比聪明更重要。在咨询师体系的重要性排行榜上,排第一位的是承担提高门诊收入的重任。但是在我看来,有些时候收入其实只是齿科机构做口碑的第一步,更重要的是咨询师本人能否站在齿科患者的角度,根据齿科患者的实际情况进行考量,让患者感受到我们的真诚和善意。而善意对于长期的发展是不容小觑的,它能够给齿科机构带来更大的收益,比短期迅速的留住客人做大单转化的目标更重要。因此,真正的善良是浸润在共情中的善良,是一种高情商的体现。只有设身处地,我们才能真正感受到患者的心情,才能让善意穿透层层的防备,让患者对咨询师和齿科机构产生深深的信任。

在培训咨询师的时候,在保证咨询师具备基础的谈单技巧和专业知识之后,我还特别重视咨询师对善良的认知和关注度,我会不断地强调大智慧永远比小聪明要重要。现在的客户对于服务品质的要求越来越高,很难再像10年前一样,光靠一张嘴就能搞定一切。是否能更好地取得客户的信任,取决于你对客户的真心程度。人与人之间的情感是互相的,眼睛可以看得到,感官可以体会到。因此,作为一名咨询师,不需要你有多健谈,不需要你有多高的情商,只要能够让患者感受到你是真的在帮助他,从细节处关爱他,那么相应地,患者也能给你及齿科机构带来更多的机会或资源。

在不断发展的齿科行业里,在对咨询师体系的完善上,我更提倡,善良比聪明更重要。总的来说,客户更喜欢职业素养高的咨询师,而非善于投机取巧的咨询师。若咨询师的职业素养不高,只考虑收客户的钱,而不顾客户的感受，这在无形中会让齿科机构损失很多，比如口碑、回头客等。咨询师的职业素养越高，信任咨询师的客户就会越多，相应地咨询师自身的价值感与成就感也会持续增长，对其自身而言也是一种价值体现。当然，职业素养高的咨询师，在面对不同的客户群体时，比如儿童、年轻人、老年人等，其表现也会随机应变，但本质依然是真诚、善意。因此，齿科作为医疗机构，同理心很重要，而不只是趋利看收入。管理者要关注和引导咨询团队的同理心，同时也可以制定好的制度去引导咨询师。例如，在我自己的齿科机构里，我自己更多的是以客户转介绍收入占比来设立 KPI、执行 MOT 和自主支配金来进行感性服务，让客户得到不一样的感受。作为创业牙医，我们要不断激励、引导咨询师团队，让他们能与患者产生更大的黏性。

Part Four

齿科良性组织体系建设

1. 招错一个人，要付出的代价是这个人年薪的 15 倍

人才是齿科机构利润最高的产品。

阿里巴巴内部曾流传一句让许多人深思的话："我们一个企业招错人，我们所要付出的代价是这个人年薪的 15 倍。"招人是每家齿科机构、每个创业牙医都避不开的话题。如何招人呢？招什么样的人呢？这恰恰是困扰着创业牙医和齿科管理者的问题。谷歌创始人拉里·佩奇说过："谁跟我抢人，谁就是我的竞争对手。"可见，今天的市场竞争不仅仅是产品的竞争，齿科机构人才之间的竞争也不容小觑。

许多创业牙医为了招揽到更多人才，达到齿科发展的奋斗目标，便会大量招聘人员，大部分创业牙医都是凭着"瞎猫抓到死耗子"的想法，从招聘回来的众多人员中寻到自己想要的人才，只要找到一个能对齿科有极大帮助的人才，就是最大的成果。即便暂时没招到或者招错了人，大部分创业牙医也会觉得，招错了一个人损失也不大，仅仅是这个人在职期间我要支付给他工资而已。

但真的是这样吗？并不是！招人，表面上看就是一个招聘和聘用期间所消耗的费用问题，但实际你所付出的人力成本是最容易被人所遗忘的。招人的成本就像湖面上的一座冰山，远远看过去的时候，所消耗的成本是湖面上所能看到的部分，实际更多的成本是在冰山下面的部分，且冰山下面部分又是实实在在存在着的，导致我们忽略了实际的成本。在这里，我

们可以把它称之为遗忘的损失。

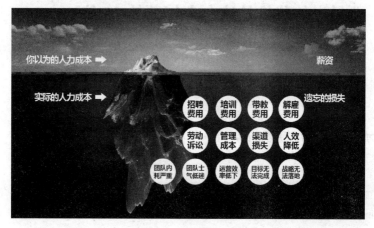

图 4-1 遗忘的损失

身为管理者的你，发现招错人之后，不得不在一个岗位上反复招聘，重复支付招聘成本，而且这样会加剧公司人事流动，给公司带来浮躁的工作氛围，给原有的工作团队带来负面影响，使公司文化受到影响。再者，新人入职之后，绝大多数的企业都会有新人入职的培训，有的在培训之后，需要老前辈去带新人学习，而这些，都是招聘所带来的成本。

当你发现这个人不适合的时候，你需要去解雇他。如果你在解雇那个人的过程当中谈得并不那么愉快，那么这个时候可能会产生劳动诉讼的费用，再往下会产生管理的成本。我们花了几十万、上百万甚至更高的代价去请了一个高级管理，就是为了让公司企业的制度更完善，希望他能在公司发展的过程中，进一步激发团队的积极性和创造性，但如果招了一个错误的人，那他身上产生的管理成本也是实际存在的损失。

当然，有一些公司发现招错人后，会考虑消耗成本，从而将错就错，抱着将就、不出大错的原则，继续把招错的人留在公司，但这样有可能会引发更多的问题，比如会让公司士气变得低迷，人际关系变得复杂，团队内耗也会变得较严重，影响公司的目标达成效率，在关键时刻可能会给公司造成较大的财务损失。因此，在反复招聘的过程中，我们不得不去经常性地开通渠道。通过招聘渠道，有助于我们快速、有效地招到更多岗位需要的人才。但是，若你在一个岗位上反复招错人，反复进行招聘，那么这个时候也会反复产生渠道资源的浪费。还有公司品牌的美誉度被消耗的结果，可能会导致团队里的氛围变得凝重，每个人的心思都不在公司发展上，其潜在的风险成本不可计量。且招错人，最直接一个损耗就是人效降低。我相信，很多老板或多或少都有过这个问题：公司人少的时候，公司的利润可以做到几百万，为了创造更大的利润，公司便开始扩充人才，甚至扩充了50%，最后创造的利润仍然只是在几百万左右徘徊，令人百思不得其解。其实这是因为你没有招对人，不能让其发挥你所期待的能力和才华，从而消耗了团队整体的凝聚力和创造力，降低了团队效率，久而久之，造成公司运营效率低下，无法达成年度目标。

齿科行业亦是如此，齿科本身就是一个以人的管理为根本的机构，齿科最重要的不是设备、环境，而是人。齿科的复制化和标准化，与其他传统行业相比，会更难，这是因为齿科医生需要经过多年的教育之后，将理论转化为实践并不断学习，技术才会提升。众所周知，每个医生都拥有自己忠诚的客户，无论其咖位如何。那么当患者来到该齿科时，看到他熟悉的齿科医生不在，或者我们告知他该医生已离开，患者的内心就会产生质疑：这么好的医生都离开了，这家齿科是不是存在什么问题？俗话说："衣不如新，人不如旧。"我们都喜欢与老朋友来往，相处起来的那种舒适、信任的氛围，是非常自然的。对医生和患者来说，同样如此。如果给患者反复更换就诊齿科医生的话，从患者的心理来推断，他会对门诊缺乏安全感，从而产生怀疑和不信任。他觉得这个齿科机构不尊重他，更不知道以后他的牙齿由谁来负责。我们每个人都会存在着这样的心理：喜欢稳定，喜欢熟悉，喜欢朋友。稳定代表长久，熟悉代表朋友，而朋友代表信任和安全感。没有人随随便便就会信任一个人，患者也是一样，想要患者信任齿科牙医，信任齿科机构，那么这个"打头阵"的人就要确定下来，才能稳固"军心"。相反，若今天冲锋的是这个医生，明天冲锋的是另一个医生，而后天冲锋的又是其他的医生，那么永远都不可能让患者产生安全感，最后导致的结果就是患者内心对我们齿科缺乏安全感，也就不可能为我们进行转介绍。因此，现在很多齿科机构的熟客离开，就是因为其熟悉的齿科医生离职。针对这种现象，我想告诉大家，如果一个齿科机构经常出现医生变动的情况，那么该齿科机构的转介绍业绩永远都无法得到提高，更无法形成良好的口碑。

然而很多创业牙医都未能意识到这个问题，即使有些创业牙医意识到这个问题，但是却没有做出相应的改变，仅仅是在人员离职后赶快填坑。作为创业牙医的你，是否对每个齿科医生的效能值都进行了一个详细的评估，是否从面试开始就告诉应聘者你的企业价值观，是否在医生出现离职苗头时及时掐灭，是否知道一个医生的离职，你和你的齿科损失的不仅仅只是金钱上的数字。我常常在思考，那部分齿科医生离职的真正原因，以及医生离职之后给齿科机构造成的损失有哪些。经过和国内众多的优秀的管理者深入沟通后，我逐渐有了以下的答案。齿科医生离职的原因，主要有两点：一是不公平的待遇；二是没有成长空间。对于这两点原因，我相信很多齿科管理者都是熟悉的。当员工离职后，离职理由或多或少都会牵扯到这两点。一些资历比较好的医生在离职时会说自己想要换一个环境，其实这就是一种说辞，他要么是受到了不公平的待遇，要么就是觉得缺乏成长空间。

（1）不公平的待遇

说到"不公平"三个字时，其实很多人都能想到，不管是生活上、工作上,还是家庭中,事情达不到自己心中能接受的公平度时,就有可能引发一大堆的矛盾。在分析齿科医生离职的原因时,关于不公平待遇这一点,我得出了一个结论:"不患寡而患不均。"直译这句话就是不必担心财富不多,只需担心财富不均。但在多年服务、帮助齿科机构过程中,我发现,齿科机构常常会出现这样的一个问题:会哭的孩子有糖吃。简单来说,就是会"闹腾"的齿科医生才能得到更多的患者资源,才有更多的学习机会,而那些默默无闻、认真做事的齿科医生则只能"懂事"地等待安排。面对这种情况,如果创业牙医没有一个原则和公正的处理方法,那么这些任劳任怨的医生相对于那些比较活跃的医生而言,就会缺少患者资源或者学习机会。没有人喜欢被冷落,更没有人喜欢自己辛辛苦苦、认认真真做事情之后什么也得不到。而一旦不公平的感觉种在他的心里,即使面上不说,但经过一次、两次、三次的事件后,必然会影响他的工作效率和激情。长此以往,他离职就是早晚的事情了。

甚至还有一些齿科的创业牙医会犯一个致命的错误,那就是"外来的和尚好念经"。自己培养的医生,为了齿科机构的发展和流量,任劳任怨,却不给他们工作做,门诊缺医生了,反而去挖其他的齿科医生。为了留住这些外来的齿科医生,提供的工资待遇高,哪怕这个医生的忠诚度和工作效率都不如自己培养的医生……这也是不公平待遇的一个体现。

(2)没有成长空间

一棵在玻璃瓶里长大的幼苗,永远不可能长成大树;一个容量小的盆,永远不可能装下一片汪洋……简单来说,创业牙医的认知边界决定了齿科机构的天花板。在竞争异常白热化的齿科行业,创业牙医就是"逆水行舟,不进则退"。一旦这个齿科机构的管理者思想停滞,就无法为团队输送更多养料,那么团队就会有成员离开。

我有一个创业牙医朋友,他的齿科机构做得很良性。我便问他,有没有成功的秘诀,他却跟我说,他开门诊,开连锁,其实都是被医生逼的。刚开始听到这话时,我是惊讶的,也无法理解。等他说完后,我才恍然大悟,他说的这个"逼",其实就是当医生从小白成长起来后,一家齿科机构已经无法提供满足他们需要的成长空间,只有带出来一个同样优秀的人,出去开门诊,才能让他们得到更进一步的成长。就像是一棵想要长成大树的幼苗,在玻璃瓶承载不了的时候,就要及时从玻璃瓶将幼苗移植到另外一片更广大的天地,才能让幼苗得到进一步成长。

我曾在知乎上看过一个经典的故事:一个90后男生在公司天使轮时加入,3年时间,一路从文案做到了市场副经理。其间,市场总监离职,他一个人扛起市场部大旗,还要面对四个不太配合的同事。当时,他与这四个同事都是差不多时间入职的,有了空缺谁都想补上,于是就出现不配合的现象。这个男生也是个老实人,经过几个月的重新磨合,终于得到大家的认可,其工作成效非常不错。当全公司都觉得该男生可以升总监时,公司做了个"神操作",只将他升为副经理。给出的理由是,这个男生之前只是一个主管,且所在部门一直未设有经理这个岗位。当大家都以为男生要走的时候,男生依旧留下来做了半年,且做得更认真、更好,并且做出了很漂亮的市场数据,那一年公司70%业绩来源于市场部。众人还在惊叹,男生离职了。此时,公司慌了,向他询问新公司给的待遇。但男生没说,走了。这位男生在这家公司的税前工资是一年13薪,每月1.3万,没有奖金;新公司给出是一年13薪,每月2万,有奖金。这个男生走了,但公司还要继续运转,于是招了一个高级经理,每月薪资2.3万,但只做管理不做实操,便又招了一个文案,每月薪资1.3万。之前那个男生就是文案入职的,后来虽然他升职了,但公司也没再招文案,一直都是这个男生写。2个月过去了,公司业绩没什么起色,且呈现下滑趋势,公司只能又招了一个号称是从500强公司出来的总监,开出的工资每月2.6万。但是呢，这个总监也是一个"捣糨糊"的，先借高级经理的手开掉了一个同事，又找理由把高级经理也开了，明显是要换自己人。但是他推荐的人，人家也不愿意来，其他同事见了纷纷提出离职，现在剩他自己，目测到年底能有团队就不错了。

这个故事，我看完之后，心里就计算出一个成本：放走一个每月1.3万的人，每月花6.2万，招三个人干一个人的活，且三个人的工作效率还要小于一个人的工作效率。不管是哪个人看了，都觉得这个公司、这个管理者亏大了。好好的一个人就这么从自己手中走了，反而招回来三个不干活、事多的人来制造公司内部矛盾，降低公司业绩效率，减少公司利润。再从三个人总共的成本来看，要比一个人的成本高得多。因此，我同很多创业牙医说过，我们为什么不好好地培养自己的老医生，让他成为一个多面手呢？我们为什么不多花点心思在老医生身上呢？我们为什么不在医生产生离职苗头时就及时掐灭呢？我们为什么在面试新医生时不客观地告知他们目前公司的现状呢？我们为什么不直接说明是否能够实现他的职业规划呢？当然，我也知道，没有任何一个管理者想要招到错的人。公司就是自己的心血，既然是心血，就想要做好，就想带着对的人继续发展。但我想告诉大家，一次招错人不可怕，可怕的是一错再错。

我们为什么会招错人？是因为不知道如何招人，还是识人不清？都不是，而是招聘理念出了问题。我见过很多管理者只会说出自己好的东西，甚至还夸大描述自己的优秀之处，但是却不会说自己公司存在的问题，这样就导致很多充满激情的医生入职后，才发现很多问题，期待与现实出现强烈的反差。作为一名创业牙医，我们必须要做到公正严明，为医生提供更多的成长空间，也为自己的公司创造更多机会，而不是在一个医生离职后就只想着下一个医生的人选。

对牙医离职这个问题，我向许多资历深并且做得非常不错的创业牙医请教过，从而得到了几个破局的思路：①我常用的办法是将离职医生的患者移交到他的主任或者院长手上，这样客户会有一个更好的保障，让新医生从零开始。②我们在寻找新医生和面试时，一定要非常谨慎，沟通时要引导他认同企业的价值观，以防再次出现离职的情况。③坚持公平公正的原则。④不断提升自己和团队，让自己和团队的认知得到共同进步。人才即战略。人才是齿科机构利润最高的产品。作为创业牙医，一定要有正确的人才管理价值观，才能做到良性增长。想让医生稳定，齿科机构需要让医生对齿科机构产生归属感，这样才能有助于齿科机构的可持续发展。

最后，我想告诉大家，当我们将招人放到整体的企业战略高度来审视的话，就会发现对人才的引入和培养是多么重要。对于招聘，管理者一定要谨慎待之，提前布局，这样才有可能打造出"良将如云、弓马殷实"的铁血团队。

2. 小王终会成为老王

每一个小王都有成为老王的潜质。身为创业牙医，要给予小王机会，让其不断学习、成长和提升自我，终有一天，他会成为那个忠诚且推进齿科发展的老王。

在任何行业中，管理者在招聘人员的时候，都会优先考虑经验丰富，或者有着突出专业能力的人员。一般情况下，有经验者不管在工作上还是生活阅历上，都相对要丰富点，处理事情会更加周全，上手会更快。在齿科行业中亦是如此。有经验的齿科医生能够快速地适应工作，快速融入整个齿科机构，服务和帮助更多的齿科患者。但是，我们要明白一个道理，没有任何一个齿科医生是一出来就直接是一个有经验的且极具专业性的出色的医生。从新人到一个有经验者之间是有一个过渡带，而这个过渡带就是，在齿科机构不断学习、不断实践和不断提升自我，最后实现自我价值。就好比一个孩子，不是一出生就能跑能跳能说话，都是慢慢在养育和引导的过程中长大的。

我知道，每一家齿科都希望能招到德才兼备且有工作经验的人，但这不可能。如果一家齿科坚守这个要求，那我认为这个齿科是很难再上一层楼的，甚至有可能走向停滞。有经验的人固然好，但这不应该作为一个硬性条件去建立一座坚不可摧的墙，阻挡了一切有可能或者正在成长的人才。新入职的年轻医生没有有经验的医生上手快，这是可以理解的。他们对齿科环境比较陌生,对齿科机构和门诊不了解,导致其上手较慢,显得比较生疏。在与客户沟通过程中,相较于有经验的齿科医生,他们会显得拘谨一些,这也是情理之中的。事实上,这个都是我们每个人的本性。在我们熟悉的生活环境,或者与熟悉的人生活、相处的时候,我们总是得心应手,如鱼得水;但若处于一个陌生环境、陌生领域中,与不熟悉的人相处,我们一样也会手足无措、拘谨一些。

新入职的齿科医生也有自己的先天优势,比如接受新事物较快,且不管工作还是学习都比较积极主动。新员工是企业新的血液,可能会为齿科带来新思维、新思考等,也有可能会给齿科带来进一步的创新和发展。我们要相信,新入职的齿科医生也会变成一位有经验的齿科医生,就好比相信小王一定会变成老王,而这种变化只是时间的问题。随着时间的推移,他们之间的区别就是进步快与慢的问题了。每个人走的路径不同,进步和成长的空间不同,最后得到的结果也会不同,即便都是老王,但老王也有层次之分,好比用一个漏斗,先筛选出来的都是非常优秀的老王。

一个优秀的老王的出现,其实就是从小王开始,不断学习、不断成长和不断试错的过程,从一次成功或者一次失败中得到经验或者扩宽思维,从而创造更大的价值。

作为创业牙医,要对团队多包容,需要给小王一个适应的过程,让其熟悉环境、熟悉业务、熟悉客户。在这个过程中,新入职的齿科医生或许会犯一些错误,但只要不是那些无法原谅的错误,先不要直接批评,要给他人试错和思考的空间。这样的话,他才会呈现良性成长。身为齿科管理者要做的,并不是管制一切错误,而是引导。简单来说,在引导小王的过程中,管理者更多是要用一种叫助产婆式以及陪伴式管理让他们去成长,让他们的内心得到满足,而不是"一棒子打死",直接否定他这个人、他的一切努力和成果,一定要给他成长的空间。还有一点就是要帮助小王过渡，减少小王犯错误的概率。最好的方式就是新人入职前给予相应的培训。通过入职培训可以进一步让他了解齿科机构文化、业务流程和管理制度等，使新员工进一步坚定自己的选择。因此，新人入职培训对于齿科机构和新员工自身来说，显得格外重要。

现在，很多齿科机构认识到了新人入职培训的重要性，也一直在做新人入职培训，但往往达不到预期的效果。因此有人就觉得新人入职培训作用根本不大，只会浪费时间和消耗成本，新人学不到什么，对齿科机构也没什么帮助。我想告诉大家，新人入职培训很重要，也是让新人对其齿科机构文化、业务流程和管理制度全面了解最重要的一个步骤。之所以很多创业牙医觉得入职培训看不到效果，那是因为从一开始，入职培训的方式就错了。比如我们种下了一株幼苗，为了让它能快速生长，一下子给它浇灌一桶水或者过量施肥，结果就是幼苗非但不会按照我们预期的去成长，反而会焉了，或者存活不下来。我们想要真正达到新人入职培训的目的，要以正确的方式来做。

第一，我们要明确新人入职培训，并不是直接"一头灌"。在入职培训中，很多齿科机构一开始给新人一大堆的员工手册，再让人灌输一大堆关于齿科机构的历史、背景等，最后再说明一下公司的管理制度、激励机制。这就是典型的重要的内容没有详细讲明，不重要的内容讲了一大堆的现象。短时间内新人被灌输一大堆陌生的知识，他是很难记住的，更别提吸收了。

第二，新人不代表学习能力和接受新事物能力差，相反他们有着自己的期盼和干劲。他们期盼能学到更多的东西，期盼能尽快上手，期盼被领导激励去上手工作。但是大部分齿科机构的管理者认为新人刚进来，不想让他们有过多的压力，因此，安排给新人的工作都是没有挑战性或者没有价值的，新人就会觉得没意义，不是他们想要的工作氛围，最后离职。

第三，实践确实出真知，但是有个前提，前提就是新人对所在齿科已经比较熟悉。有些齿科对新人要求比较严格，比如第一天做完入职培训，第二天就安排新人去出差或者做走访市场之类的工作。新人刚入职的时候，心里本就有些紧张或者忐忑，还没适应、熟悉就被推着去干活，容易加大新人内心的不踏实感，从而增加新人的离职率。

不仅仅是对新人，即便是已经在齿科里工作许久的，迎来晋升或者升职的员工，入职培训亦同样重要。据权威机构的调查显示，有近一半的内部晋升者在升职后的18个月内，表现不佳，三分之一及以上的高管在角色转换的时候，其表现亦令人失望。从创业牙医的角度来看，这些人都是久经考验的优秀人才，是跟着齿科发展的老前辈，那怎么换了个岗位，换了个新角色，结果会令人大失所望呢？对这样的结果，有人分析过原因，一个重要原因就是内部升职或转岗的员工没有进行相应的入职培训。

入职培训的目的

1. 降低新人流失率。入职培训体系越完善，你的人才和内部运营才会越完善。

2. 让新人适应工作，以便减少错误、节省时间和节省成本，提高齿科机构效率。无规矩不成方圆，明确新人需要做的事情，让其熟悉公司规章制度，熟悉业务流程。

3. 展现清晰的职位要求及齿科机构对其的期盼。不仅让新人知道自己来做什么，更要让他知道自己要做什么，应该做什么，齿科机构希望他做到什么程度，能给他的发展提供什么样的空间。

4. 以老带新。帮助新人尽快胜任本职工作。

5. 安抚新人心里的不踏实，减少其焦虑，才能让他静下心好好学习、适应和熟悉环境、工作。

6. 让新人尽快融入齿科机构的大家庭，尽快适应工作环境。

3. 六个事人匹配的组织原则

根据自己齿科的基因匹配人才，才能建立高效的组织。

　　一个想要良性增长的齿科，一个想要建立高效团队的齿科，离不开一套合理、科学、健全的制度体系。比如在车水马龙的道路上，如果没有红绿灯，没有交通秩序，是很容易出现交通阻塞，甚至是车祸的。由此可见，制度的健全和完善对齿科的良性增长有着极为重要的作用。

　　当然，现在很多齿科机构也意识到这一点，并且制定了一个合理的制度。根据创业牙医的想法去制定制度，从而明确责任分工，这一点是非常好的。但是，在建立了合理、科学和健全的制度体系之后，还要在制度之下有序、可控和有效地开展各项工作才是制定制度的真正目的。在制定制度的过程中，创业牙医要根据齿科行业原则及自身的情况去组织和匹配。首先，制度是由人制定的，制度的出台是为了规范和引导人的工作，然后人才能有效、有序地依据制度开展工作，最后提高齿科的利润，达到预先设定的目标。这其中的每一步都是与人息息相关的，每一步都是需要人去实现的。那我们该如何去寻找这样的人才呢，该如何判断这个人是否与齿科的制度体系匹配呢？在这里，我想向大家分享一下六个事人匹配原则。

原则1	原则2	原则3	原则4	原则5	原则6
先找帅才 后找将才 最后找潜才	跨行不跨岗 跨岗不跨行	大企业找精英人才 小企业找合作伙伴	你纠结的人不要用 纠结你的人更不要用	执行层加薪 找我爱的人 管理层降薪 找爱我的人	新人入职做老事 老人转岗做新事

图 4-2 事人匹配原则

（1）先找帅才，后找将才，最后找潜才

凡事讲究先来后到，这就是在强调选才顺序的规则。在事人匹配中，我们千万要记住，当帅才还没找到时，不要"越级"去找将才，更不要去找基层员工，或潜力股。我们要明白，若是连个带领团队的"头儿"都还没找到，没有确定下来，整个组织的运行是很难持续下去的。比如，你先找来了将才和潜力股，在此之后找到了帅才。若他们彼此之间相处融洽，那可谓是皆大欢喜。但若这个后来的帅才与先来的将才、员工和潜力股都相处不融洽。那身为管理者的你，必然会十分纠结和为难。劝退，或不劝退，都各有负面影响。此外，人才的培训本身就是需要花费时间的，而培养一些忠诚度高和能力强的人才则更花费时间。因此，在人才的招聘上，我们不要"越位"操作，这样很容易导致后续的一大堆矛盾。万物具有吸引力，找到了帅才，将才自然会被吸引过来，而找到了将才，潜力股也自然会到来。只有一环一环相扣，我们才能将整个流程走得通畅，才能建立起更高效的齿科团队。

"头儿"的作用固然重要，但我们需要注意的一点就是，管理者在找帅才的过程中，尽量同时找两个，不要找一个。可能大家会觉得奇怪，都说"一山不容二虎"，这"头儿"若有两个，岂不是更加剧内部矛盾，造成成本损耗，从而影响公司的发展吗？事实上，我们要知道，在齿科中，成本耗损最大的就是等人才的窗口期。找帅才并不是满大街抓一个过来就是帅才，而是要看管理者是否慧眼识珠，公司的发展前景如何等很多因素。

因此，对帅才的找寻和培养，这一过程需要的时间是非常久的，如果寻找自己心目中所想要的帅才失败，花费的时间和成本则会更多。比如你找一个帅才，找了半年才招揽来，3个月后，你觉得这位帅才的表现总差点意思，此时的你就会纠结，但考虑到现状及帅才的重要性，你便想着再继续观察观察。于是，又过了3个月，你发现这个帅才是真的不合适，便陷入是劝退还是不劝退的反复纠结中。又或者是这个帅才一开始挺认可你与你的齿科机构的，但经过3个月、6个月的实操，发现这里的一切都不适合他，和他的预期相差甚大，便直接提出离职了。以上这些状况都是有可能发生的。如此这般，一前一后的时间就这样过去了，这时候再来找另外的帅才，其实也是重复了上一个步骤。最终可能是帅才依旧没找到，但时间和成本在耗损，从而导致公司发展的进度缓慢，甚至走下坡路。总而言之，我们不要执着于一开始就一定要找到一个独一无二的帅才。如果你能找到，那也是身为创业牙医的你和齿科机构自身的优势吸引而来的；如果你没找到，那就同时找两个帅才进行竞争，最后留下那个符合你要求的人。这样的操作会让齿科避免了时间窗口期，不用浪费过多的时间，更不会耗损过多的成本。相当于你找了两个人同时赛跑，最后总有一个人先跑到终点，有效地减少了成本和等待人才的窗口期。

  当然，虽说酒香不怕巷子深，即使你的齿科发展得很好，口碑也很好，但在寻找人才这条道路上，你还是需要做足准备工作。这就像是要吸引那些喜欢喝酒的人来到巷子里，那也得你的酒酿得香，才能招揽客人。记住我们要先把自己的人才池储备得足一点。很多齿科机构就是在寻找人才这一链条上出了问题，你不要认为现在机构内的岗位已经满了，就不需要再去额外招人了。这样是很容易导致岗位人才空窗期的。想要齿科一直良性增长，那么永远都不要嫌人才多，得多去招聘、招揽人才，储存人才。这样才能有效避免在要用人才的时候出现空窗期。

（2）跨行不跨岗，跨岗不跨行

想要做好一件事，那就不能一心两用。只有专心致志地做一件事，才有可能把这个事情做好、做得优秀。若你想要让齿科机构良性增长，那就要认真遵循人才匹配的规则，要重视人才的专注性和发展性。比如齿科机构现在需要一位运营总监，而你找到的人才之前是做销售总监的。这两者之间是相关联的，毕竟跨行不跨岗，这是没问题的。但你若是找的是一个之前做人力资源总监的人，那就是既跨行又跨岗了，与现在这个岗位的匹配性就会差很多。事实上，的确如此，这个人本来就对齿科行业不了解，若再对这个岗位的性质不了解，即便他是一个人才，要想做得成功、做得优秀也是"路漫漫而其修远兮"。又比如，这个人才之前是做齿科咨询总监的，你把他招揽来做齿科机构的运营总监。这问题也是不大的。所谓跨岗不跨行，他依旧是在他熟悉的行业内学习和发展，即便是他现在转换了岗位角色，也是有可能做得好的。

（3）大企业找精英人才，小企业找合作伙伴

常听人说："圈子不同，不必强融；三观不合，不必同行。"意思就是，不是一路人，就不要结伴走，三观不一致，就不要在一起。很多大型齿科机构在招聘人才时，多是在找精英人才。就像"今日头条"要做一个技术型的项目，在寻找人才的过程中，肯定会去百度等公司找。百度是技术起家，在这里，能找到一个专业的精英人才，从而让自己的项目更好地完成，达成预期目标。而小型齿科机构在招聘人才上，应是带着合作伙伴的心态去招聘，这样才有更大的机会寻找到精英人才互帮互助。毕竟，每一个努力提升自己的人才，不是为了让自己往下走，而是为了往上走，且走得更好更稳。小型规模的齿科机构想要招聘到好的有价值的人才，需要给人才提供好的前景和未来。合作伙伴是最好的"结识"人才的方法，你给予人才发展的平台，人才帮助你的齿科机构更进一步地发展和增长，只有两者

之间达到平衡,才能实现共同目标。

(4)你纠结的人不要使用,纠结你的人更不要用

随着市场的变化和齿科行业规模的不断扩大,许多齿科对人才可以说是求贤若渴。齿科机构想要发展,就需要不断地吸纳人才,相应地,便会不断地进行招聘活动。但这不代表招聘就一定能百分之百找到合适的人,更不代表招到了合适的人就一定能让齿科快速发展。人才是齿科发展的重要因素之一,创业牙医需要学会识人、用人,这是最关键的。

当然,许多创业牙医也意识到人才要是能用在合适的地方,其成效要远远能大于预期效果。于是,他们为了招到合适的人才,开始不停地招聘,或者是急招,而忽略了齿科机构最需要的是哪一种人才。比如齿科要招某个岗位的人才,招聘启事发出去许久,都没招到人。恰巧这一天你面试了一个评分中等的人,你对这个人也并不是十分满意,内心多多少少还是有点确定不下来。你认为他的各方面比基本要求要好一点,但也仅仅是好一点而已,没有让你惊艳的点。考虑到时间和成本,你便想先让他入职,多观察一阵子。反正都已经招聘了几个月,都没招到满意的,难得面试到一个感觉不是特别差的,就先用着,实在不行再换掉。这是很多管理者的常规操作,但恰恰这也是最致命的错误。如果招进来的这个人,在试用期期间表现不佳,你就会产生要不要辞掉这个人的想法。如果这个人入职了半年,表现依旧不佳,但公司所花费的时间和成本都已经形成了,再让其离职,只会让你的心里更加纠结。到了一年后,你已经确定这个人不是你想要的,不能给你的齿科机构带来任何的帮助,于是你狠下心让这个人离职了。虽说这是及时止损,但是已经浪费了整整一年的时间。随之而来的便是人才空窗期,这就又陷入了恶性循环之中。因此,我们要记住,你纠结的人一定不能用。

事情都具有双向性,在招聘与被招聘之间,亦是如此。在齿科行业中,

创业牙医与人才之间的面试,不仅仅是创业牙医面试这个人,也是这个人在面试创业牙医及其所在齿科的过程。比如创业牙医相中了这个人,但这个人心目中对这家齿科机构的印象和前景并不是很看好,只不过福利待遇挺吸引人的。相应地,这个人也会陷入纠结。一般而言,他一开始不会直接答应入职,而是会说要回去思考,其实回去后他还是会继续寻找工作和岗位。只有找了一圈工作,他依然没找到合适的,或者所提供的福利待遇相较于你所提供的没有吸引力,那么,他就会回过头来,再考虑你这边。如果应聘者是这种做法,那么对方只是把你当成备胎。当他再次面临新的机会,或好的发展前景时,他会毫不犹豫把你抛弃。诚然,我们缺人才,求贤若渴,但不代表我们甘心当备胎,屈膝等着人才入职。招聘是相互的,利与损也是相互的,你选择了人才,人才也选择了你,这才是相互的。如果只是某一方单方面的期盼,那就不是相互的,不管你对这个人如何重视、如何重用,也很难获得他的忠诚度,以至于有了好的机会,这个人会毫不犹豫地离开。故而,纠结你的人也不要用。

(5)执行层要找我爱的人,管理层要找爱我的人

千万记住,我们在招聘执行层的人才时要找你爱的人。你喜欢他,宁愿多付点工资给他,也要把他招来。即便许多人认为他就值7000,但你觉得他很好,看着顺眼,认为他值1.3万。很多人可能会认为,哎,这样做是没有意义的。招人是为了齿科进一步的发展,而不是为了看着赏心悦目,用人要看成效,而不是凭着感觉来判断。虽然这么认为也有一定的合理性,但是在这里,我想告诉大家的是,一个齿科机构有许多岗位,并不是每一个岗位都能找到一个合适的、符合眼缘的人。另外,执行层的岗位,就是一个执行者。这个执行者入职几个月,若他的表现确实无法担任该岗位,那就让他离职。一个执行层的离职对齿科并不会造成多大的伤害。因此,对于执行层的招聘,我们要在乎自己的感受,找一个合眼缘的、我爱的人,

是可以的。

而招聘管理层的人才，就需要找爱你的人。即便你不爱他，一开始也不太看好他，但他认可你、爱你及你的齿科，这个性质就不一样。大家都说，被偏爱的人总会有恃无恐，你发现往往你爱的人都是让你伤心的人，但是爱你的人都是让你幸福的人。因此，在招聘管理层人员的时候，爱你的、认可你的人，其忠诚度远远要比你单方面认可的人要高得多。道理谁都懂，但怎么知道自己是否爱惜这个人，且这个人是否爱惜自己呢？这是很多创业牙医都会关注的一个问题。很简单，就是你愿意加工资让他来，就证明你爱他；他愿意比以前挣得少，来你边就证明他爱你。他之前在前公司月收入10万，但来你这边月收入9万，甚至是8万，工资相对少一些，但他也愿意加入你。当然，有人会觉得，这是不可能的，每个人不断学习，不断提升自我，就是为了让自己变得越来越好，让自己的收入变得越来越多，目光都是朝前看，怎么还会朝后看。

是的，我不否认，但是不代表所有的都是。比如阿里巴巴的二号人物蔡崇信，以前一年挣几百万，因为看好、认可阿里巴巴，便加入了阿里巴巴，当时的月收入仅有几百块钱。他的老婆虽然埋怨他放弃了几百万年薪，加入一个名不见经传的小企业，但也没有阻拦，只是尊重他的决定，相信他的眼光。最后，在每个人的关注下，阿里巴巴一步一步崛起，一步一步走得更高更远，蔡崇信的信念和选择也被许多人肯定，其远见不是一般人能比得了的。还有阿里的CEO卫哲，以前在另一个大型互联网公司做总裁，年薪百万美金，折现人民币后是好几百万。加入到阿里之后，年薪变成了百万人民币。但这丝毫也没有动摇他对阿里的认可，事实也证明，阿里之后的发展的确让人望尘莫及。因此，我们需要深刻理解，在这里的"爱"，并不是从福利待遇上爱，也不是从眼前的收入去爱，而是相信你、认可你及你的齿科文化，相信跟随着你会走得更高、更远、更好。

（6）新人入职做老事，老人转岗做新事

很多人说："一个地方待久了，总要动一动，不动就老了。"就好比我们坐在办公室办公，一天工作八九个小时，始终都是坐在椅子上，身体和脖子肌肉都会感觉到酸痛。因此，若在一个位置坐久了，能够动一动身体的话，其酸痛感是会减缓一些，也有提神之功效。在用人问题上，亦是如此。在一个齿科机构内部，有很多岗位，也有很多人；有"新人"，也有"老人"。若"老人"在原岗位上做得很好，也带出了自己的左膀右臂，那么到后来"老人"就会直接让他的左臂右膀去做事，而他就坐在位置上收获成果。这很容易导致"老人"在这个岗位上不断地啃老，而做得好的人没机会得到表现，长此以往，便会影响齿科机构的良性增长。我们将老人转岗做新事，是为了激活他、激发他，从而解决齿科的增长问题，解决人才的机会问题。而新人则可以做老事，因为老事已经有了一套标准的流程，学习和工作起来，新人也不会感到吃力，且能快速提升自我，为齿科注入新的血液，让齿科更进一步发展和增长。

综上所述，解决用人的问题，抓住这六个原则是非常重要的，有助于建立合理、科学和健全的制度体系，促进齿科发展和人才培养，帮助更多的齿科患者，从而让齿科实现良性增长。

4. 员工效能值管理模型

创业牙医要树立一个正确的人才价值观，效能值是考核人才价值的唯一标准。

对任何一个齿科机构来说，建立积极、正向的员工关系都是十分有必要。它可以吸引且留住优秀员工，提高员工生产力，增加员工对齿科的忠诚度，提升员工工作士气，提升公司绩效，等等。那作为创业牙医，我们该如何建立一个高效能管理员工的制度呢？首先，创业牙医要树立一个正确的人才价值观，多学习管理知识，提升自己的素质。其次，充分认识你的员工。这并不是一件容易的事，但创业牙医如果能充分理解自己的员工，工作开展起来会顺利很多。在我看来，一个能够充分了解自己员工的老板，无论在工作效率，还是人际关系上，他都将会是一个一流的管理者。

曾有一位创业牙医问我，他认为管理新人不吃力，新人普遍接受能力强，执行力强，但对于齿科机构中那些工作不积极的老员工，管理那一套办法根本行不通，但又不可能把老员工直接辞退，这该如何是好呢？在这里，我想告诉大家的是，大部分老员工对运营等业务流程早已是熟烂于心，只是他们在一成不变的岗位上做久了，没什么新鲜感了。在这些老员工看来，只要自己没有违背机构的规章制度，每日的琐事都可以交给新员工处理，一切差不多即可。如此循环，老员工便会越来越没干劲，工作上自然也就不积极了。俗话说，想要马儿跑，得先吃草。但在大部分老员工吃了草又不想跑的情况下，管理者开始盯住"积极"这两个字，很容易把考核的目标跟员工的工作状态混淆在一起。考核的是最终结果，而不是让你去紧盯老员工是否兢兢业业地在干活，这会忽略了老员工最终的效能。比如，在我们上学时期，总有一部分同学平时写作业不积极，也不按时交作业，也没别的同学勤奋，但每次考试他的成绩都非常好，甚至超越了那些勤奋学习的同学。当然，这并不是说勤奋没有好处，勤奋是得到回报最关键的途径，但是效能比状态更重要。

在我曾就职过的一个工作单位里，我负责带领过一个团队。当时，在这个团队里，有一个比我大十几岁的老员工。在进行工作交接时，我的直属上司就曾提醒我，这个老员工工作不努力，也不积极，给人一种老气横秋的感觉。为了很好地解决这个问题，我找了这位老员工面谈，一方面是了解他的需求和对工作的看法，另一方面是直截了当地指出他的工作问题。总之，一番谈话下来，我了解了他的需求，并及时地调整了他的工作，把他对工作的激情又重新带动了起来。当时的我们是坚定地信任彼此的，我也向他承诺，不插手他的工作过程，但我要看到好的结果。后来，他把这份工作做得非常漂亮，还升职加薪了，各种表现也是极好的。由此可见，大部分老员工并不是工作不积极、毫无上进心的，而是管理者不知道他的需求在哪里，做不出好的决策。沟通是最直接的方式，用了解、引导的姿态去对待他们，了解他是需要成就感，还是需要新的刺激，再从他的需求点出发，引导其达到考核的目标，最后得到我们想要的结果。但也有部分管理者说，在实际工作中，这一套管理理念根本没用。如果是这样的话，那就给老员工选择一个更适合他做的事情。大家可以思考一下，有资历的员工出现这种情况是什么原因造成的，要先去思考根本的问题，再去分析老员工自身的问题。

总之，在对老员工的管理上，切记不能过河拆桥，卸磨杀驴。毕竟，老员工为组织服务了这么多年，对组织的成长也贡献了自己的力量。"念完经打和尚"这种行为会寒了组织其他员工的心，掀起组织内部矛盾，从而动摇组织的根本。对于这一点上，我们通常称之为"道德风险"。人都有着一颗同理心，若今天老板二话不说就辞退了老员工，那别的老员工心里肯定会产生波澜。你自以为是"杀鸡儆猴"，但他们却觉得你是不厚道，怎么说他们也为组织做出过努力和成果，功成之后就落得个辞退的下场。久而久之，老员工有可能工作更懈怠，甚至直接走人。对于老员工工作不积极的问题，如果实在没有好的处理办法，也可以给他安排一个不影响别人效能达标的岗位。

总而言之，只有将问题的诸多方面都考虑到了，才会减少、避免这种道德风险。若在如此的管理之下，效果依然还是不行，那我们就可以给他定下明确的目标，在面谈时，适量地给他一些压力感和危机感，迫使他去改变。所谓没有压力就没有动力。当然，这并不意味着今天给了他压力，明天我就要看到他的成果，我们要给他一定的整改期和改变期。如果说在评估的期限内，他依然表现不佳，没有成效，那也就只能劝退了。毕竟，企业也不是慈善机构。海尔的张瑞敏曾说过一句话，你对员工有情，就是对股东无情，你对员工无情就是对股东有情。我们可以对员工有情，但那是基于共同进退的情谊，而不是你这边拼命带着股东前进，而员工却倒退或者不动。如果是后者的话，是对你自己不公平，对你的齿科不公平，也是对你的股东不公平，更是对你的齿科患者不公平。

因此，齿科的管理，实际上就是员工和企业价值不断提升的过程。管理者对多年处于同一岗位而无能力提升的员工的态度很关键。比如齿科机构里有一个员工跟了你五年或者十年，没有功劳也有苦劳，没有苦劳也有疲劳，但到现在为止，他没有产生太多的效能，做事不积极，还天天拖你的后腿。你纠结要不要替换掉，但又担心后续的管理问题，担心替换了他就是过河拆桥，寒了人心，降低你在员工心目中的形象和威望，但不替换他就会拖垮齿科机构的发展，是对股东的不负责，因而犹豫不决、左右为难。要知道，齿科的竞争是人才的竞争，而不是比存在多少老好人的竞争。创业牙医都要树立效能精神，虽然很多人都不喜欢效能评估，但这却是管理中必须做的一件事，是每一家齿科都要做的事。能者上，庸者下，靠的就是效能。

判断一个员工是否优秀，靠的也是效能。我们评价一个员工要对事不对人。比如，你跟这个员工一起规划好了这个工作，结果员工没做好，最终的成效不大。于是，你直接对员工说，"我认为你不行"，或者直接对他说，"你怎么这么笨，做得这么糟糕"之类的话，这些都是不对的。你应该心平气和地跟他面对面交谈，告诉他"上个月一起定的目标，当时你保证自己能做好。中间，我也曾对你的工作进行了检查，发现了问题，并在月中对你工作出现的问题进行了指导，但你依旧没有做好，我认为你的能力尚达不到要求"。相比之下，哪一种方式更能让人接受，更有说服力？毫无疑问，肯定是后者。实际上，很多管理者都没有做好这一点，没有一个清晰的评估标准和考核目标。通常他们都是直接告诉员工说他不行，不能胜任工作，做得不够好，就开掉了他。但员工不是管理者强硬手段下的非理性指标的牺牲品，没有合理的效能指标，员工的内心肯定是不认可的。你甚至没有考虑到这是不是员工职责范围内的指标，就直接呵斥员工不行、不够优秀，是错误的。身为管理者，我们需得先明确工作评估标准和考核目标，员工才会明确自身的目标，对工作做得好与不好也有自我评估和衡量。而且员工做得不好时，管理者先要做的是指导，而不是直接下命令，直接否定他。总之，效能管理很重要。效能要求双方对这件事有相同的认知，以事实为评判依据。我们在说一个员工好与不好、是否优秀的时候，要有理有据，这就必须要有效能考评体系，而不是主观臆想。

齿科机构的发展其实就是人的发展。众所周知，齿科机构的竞争直接表现为产品和服务的竞争，而决定产品、服务是否受到市场欢迎的是人才。市场的竞争背后是人才的竞争。"得人者昌，用人者兴，育人者远，失人者衰"，人才不仅是企业生存发展的基本条件，而且是企业持续增长的前提，更是企业发展的战略资源。创业牙医要树立一个正确的人才价值观，效能值是考核人才价值的唯一标准。在中国，全国80%的中小企业，平均寿命只有3年左右。我的"齿科邦"通过对全国各地齿科机构的调研发现，许多齿科的人才（员工）效能值偏低，这也是众多齿科不能延续和快速发展的重要原因。如何提升员工效能值是众多企业的软肋。西方领导力专家约翰·麦克斯韦尔认为，领袖要为他人"增加价值"。简言之就是，企业管理者为员工赋能。每个人的能力是不一样的，但机会应该是均等的。这也就是说，在企业发展的过程中，企业的管理者要树立员工与企业共同成长的观念，要有明确的、始终如一的目标，要制定效能值考核标准和人才优胜劣汰制度；要主动帮助员工，充分调动员工的主动性和积极性，让员工的相关能力得到发展；要全面地为员工规划好他们的职业生涯，引导员工向目标迈进；要不断提升员工的社会地位和生活品质；要不断地挖掘员工的潜能，提升员工培训、教育水平，开发员工的潜能。我认为，齿科的管理实际上就是员工和企业价值不断提升的过程。作为企业的管理者，不仅仅要把齿科做大、做强，更重要的是，让每一个人都做大、做强，让企业与员工的价值协调发展。

　　其实在2016年带团队的时候，我就意识到了效能值的重要性。我认为，很多齿科发展不好，很大程度上是没有把每个人的效能最大化，于是便研究并发表了《一种基于效能值表格评估员工效率及能力的管理办法》（专利公开号：CN111639869A）。在近些年不断的试错与精进中，该管理办法日渐完善，适用于任何的齿科机构，让很多齿科机构内部都取得了一定的员工优化效果。其核心就在于把一些看不见、摸不着的经验主义，归纳为一套完整的体系，做好可衡量的指标，根据每家齿科的经营情况调整，给每个员工可量化的三个效能目标（不能太多，人的关注点是有限的），让员工各司其职，聚焦目标，效果会更好。比如，我们制定的效能值分数，可以看到每个员工的贡献值，低于 60 分以下就是没有完成。对没有完成的员工要进行效能面谈，裁撤冗余；对于高分的员工，要重点关注、培养。再比如，定一个齿科必须完成的指标，当月完成了才会有和效能值对应的奖金，没有完成则是 0 元。每一个人都要完成自己的目标，不拖团队后腿。让员工先看见希望，那么他就会更有激情和动力。每个月对分数进行公示排行榜。这种方式，管理者喜欢，员工也喜欢。这样我们就用了一套激励机制，给员工的收入做加法，完成效能分数越高，效能奖金就越高。

5. 关注团队的职业耗竭

凡事有交代，件件有着落，事事有回音。

职业耗竭（burnout），指的是个体在工作重压下，产生身心俱疲的"耗竭状态"，表现为丧失工作热情，愤世嫉俗，工作成就感低。简单地说，职业耗竭就是由于工作压力产生的一种不良的、负性的心理问题，有点儿像抑郁，但又不是抑郁。这种耗竭状态会让人产生情绪低落、易焦躁、活力降低等表现，它可产生于工作中，又反过来对工作，甚至是生活产生负向作用。医疗卫生行业相比其他行业职业耗竭程度更突出。调查显示，60.6%的医师有轻度耗竭，5.9%的医师患重度耗竭。因此，作为创业牙医，关注团队的职业耗竭是非常有必要的。

（1）尊重医生

我见过很多齿科机构的创业牙医对一些免费的引流项目，虽然会安排医生去做治疗，但是当医生在保质、保量完成项目之后，给医生核算的业绩却是非常少的。这一点其实就是在伤害齿科医生。从公平的角度来看，医生的劳动是一样的，引流项目是出于齿科机构自身的需要，而不是医生自身的需要。不管做什么项目的医生，其价值都应该被尊重，而不是做了同样的劳动，却遭受不同的待遇。因此，在管理上，我们要一碗水端平。若是持着"爱哭的孩子有奶吃"的原则，那管理就失去了公平公正的原则。孔子在《论语·季氏》指出："不患寡而患不均，不患贫而患不安。盖均无贫，和无寡，安无倾。"创业牙医要在保证公平的原则上，不让任何一个齿科医生吃亏，要让其感受到机构对他们的尊重，从而促使他们在自己的岗位上发光发热。

（2）给足成长空间

一个齿科机构的良性增长是很重要的。同样，齿科内部医生的成长也是很重要的。社会是不断进步的，技术也是不断提高的，人不能停留在原地等候，只有不断学习，提升自我，才能适应这不断变化的齿科市场。齿科医生的成长空间在一定程度上也影响了齿科的发展。因此，我们不要直接否定一个人的创造性，就像一片园林有老树，也有幼苗，我们不能确信老树会持续生长变成参天大树，也不能否定幼苗有成长为参天大树的可能性。一切都是未知数，给予他们成长空间，引导他们良性增长，这是对齿科医生的可能性的期待，也会给齿科机构本身创造意想不到的收获。

（3）作息规律

作息规律，对我们来说，都不陌生。不管是在生活、学习还是工作上，规律的作息对我们的身体和精神都有着极大的好处。从定义来看，作息规律是指我们在管理中，要有时间观念。一个有时间观念的人往往要比没有时间观念的人更容易成功。因此，齿科管理者不要突然临时搞太多的会议或活动。临时开展的活动基本都是比较混乱的，就像建造一座房子，工作量起码要十天，突然要求一天之内建好，那最后建出来的成效绝对不是任何一个人想要看到的。在齿科管理中也是一样，多次临时性的会议或活动，容易分散人心，打乱人的心绪，打破团队节奏的平衡。

（4）长期价值主义

作为创业牙医一定要坚持用正向价值观去管理门诊，我们不能只是看短期的利益，更不要把众多业绩压到医生的身上，要分清主次责任。齿科医生的职责是帮助、服务齿科患者，把患者遇到的问题解决，而不是拼业绩，不能主次责任颠倒。作为管理者，我们要明确齿科医生的职责，从长远出发引导齿科医生良性成长，从而带动齿科良性增长。追求短期利益无异于杀鸡取卵，不仅对建立品牌无益，甚至会让机构在齿科市场竞争的洪流下被淘汰。

（5）关怀

世间最美好的东西，莫过于人与人之间的关怀。关怀不仅仅是一份感情，更是一份尊重。于管理者来说，齿科医生是主力，亦是助力；于齿科来说，他们是劳动力，是奉献者；于患者来说，他们是解决问题的医生，也是学者。他们会科普关于齿科的知识，帮助更多的人重视齿科问题。因此，对齿科医生的关怀，也是对我们自己、对齿科的关怀。我知道，很多齿科都会在员工生日、入职周年等有纪念意义的日子，给员工惊喜和礼物，甚至举办一些团建活动，增强团队的和谐氛围，这是非常好的一种关怀形式。不需要你做多大的事，只要用心，就能让他们感受到在工作当中被尊重，在工作之后被关爱，这可以大大提升他们的忠诚度和你在他们心目中的威信。

（6）创造好的诊疗环境

我见过在很多的齿科机构里，齿科医生都抱怨采购流程太慢之类的问题，总之就是效率太低，拖慢进度，消耗人的耐心。事实上，这也会影响齿科的流量。试想在战场上，双方正打得激烈，如果没有子弹的话，纵使再强大、战术再厉害，也没有十足的把握能打败敌人。因此，在齿科机构中，一个好的诊疗环境，对提升患者的体验、提升客户流量和促进齿科良性增长，有着重要的意义。

（7）凡事有交代，件件有着落，事事有回音

在团队中，不管是医生还是其他的岗位人员，甚至是管理者，当他有需求的时候，不管是 yes，还是 no，不管做得到做不到，我们都要告诉别人。这个事情能做到，就要立刻去做，而不是给一个模棱两可的答案，让

别人去猜测和等待。说行,就要去行动。如果有人提出了需求,近阶段齿科机构做不到,那也要跟团队的人及时沟通。如果从长远一点来看依旧不能解决,我们也要及时地告诉他,并告知为什么不能解决。有少部分的管理者认为这样做的话,事情会变得很麻烦,也会降低自己在员工和其他人心中的威信。但我想告诉大家,这种"凡事有交代,件件有着落,事事有回音"的处理方式,能够让我们的医生更加相信团队的管理者,营造出更和谐的团队氛围。

(8)鼓励医生多做口碑转介绍

团队都喜欢口碑转介绍来的客户。这样的客户一定是对齿科比较认可的,因而在开展工作的时候,进程会比较顺利。我个人觉得,特别是女医生,是很需要被社会所认可的。因此,我们要积极地给团队一些工具,让齿科机构的客户转介绍越来越多,这样的话会大大增强团队的自信心,也是避免让团队发生职业耗竭的关键。

6. 员工（内部客户）满意度决定了客户的满意度

一家公司的员工满意度（ES）在 10 分中只得了 6 分，就不可能让客户满意度（CS）达到 8 分。

现今，齿科行业存在着一个极为普遍的现象，即许多齿科的管理者对人力资源管理部门的认知不足，对人力资源在齿科中所起作用不明确。对于一个企业，尤其是齿科企业而言，人力资源在整个企业管理体系中的作用是至关重要的。人力资源管理部门承担着企业人才的引进与分配的基本职能，他们要为齿科招聘合适的人才和储备有用的人才，并培训和管理企业的人才。齿科人员的匹配度、人才储备情况，这些都取决于人力资源管理部门的能力，即人力资源管理部门的能力越强，人才服务企业的效率越高。由此可见一个好的人力资源管理部门对一个企业的重要性。

随着市场经济的不断发展，人才资源的紧缺，让人力资源管理部门的作用越来越大。一个企业想要在市场中占据有利地位，不仅要重视人力资源管理部门，更需要加强与人力资源部门的紧密联系。众所周知，能够为一个企业创造价值的是它所拥有的人才。若仔细分析，你会发现，现实中很多企业的管理者通常与人力资源部门（HR）关系疏远，而且对他们的工作也不是很满意。事实上，管理者与人力资源部门是应相互支持的长远战略伙伴，所有管理者都应该为长远战略伙伴扫清障碍，积极配合他们的工作，共同培养人才，服务于人才。

麦肯锡和世界大型企业联合会的研究一致表明，全世界范围内的CEO均将人力资本视为头号挑战，却仅将HR部门列为企业第八或第九位重要部门。这种状况亟待改变。

其实，管理者对人力资源部门的抱怨无非是，人力资源部门过度纠缠于行政工作事务，或是认为HR根本不懂业务，却还要参与企业的一些业务。但有一点需要澄清，提升HR的地位，并为他们扫清障碍，使其能够更好地服务于企业，正是管理者的职责所在。管理者应该做的是重视人力资源部门的能力提升，提升整个HR团队的能力，以便其团队能够更好地为企业提供有效人才，培训人才。一个好的人力资源，能够给企业提供更好的员工，帮助企业制定员工管理制度，做好人员梯队建设，制定企业的员工激励政策和薪酬福利制度。尤其是好的福利待遇和规则制定，能够提高员工的满意度，这也关系着员工对企业的忠诚度。当然，这也能提高员工的幸福指数，更有利于企业的良性发展。就像中国南方航空公司所言的"没有幸福的员工，就没有幸福的乘客"，企业要想提高员工对企业的满意度和忠诚度，就要像对待客户一样的对待员工，为他们"服务"，这样才能让员工忠诚于企业。

服务要从面试就开始，以款待客户的方式对待每一位应聘者。因此，人才的吸纳要从面试开始，在面试时要像对待客户一样，询问应聘者想喝什么，并双手奉上，要执行所有的MOT（关键时刻）。一旦员工被企业录用，我们就要安排对新人进行集中培训。在员工没有正式入岗之前，要提前把新员工姓名等信息发到群里和内部信息墙上，让新员工来了之后能感受企业的用心和温度。这样才会提高员工对企业的满意度，让他们感受到企业的关怀，相应地，员工对企业的忠实度就会大大提高。我们要尊重每一位员工，视他们为专业人才，要人尽其才。事实上，每一个员工上班时间占用了一天中的黄金八小时，工作是否顺利、开心等在一定程度上是会影响到他的心情的。作为齿科，我们要培养一种员工个人与齿科双赢的关系。

请大家想一想，在你的企业里，是不是很多员工一想到假期结束要开始上班了，就会感到心力交瘁，即又要为人际关系和工作内容开始烦恼，为没有一个良好的沟通渠道而苦闷。若员工真诚的、有用的建议得不到采纳，只是单纯执行被分派的任务，而且日复一日没有改变，这样不仅会打击员工的积极性，久而久之，他们可能会消极怠工，并且积压很多抱怨。试想一下，若员工对企业的满意度都不高，每天消极怠工，浑浑噩噩地混着日子，每天就等着发工资，这样的企业还能留下多少真正的人才啊。员工在面对企业客户的时候，也不会表现出积极的态度，更不会积极地推广产品，推广企业。事实上，客户的满意度与员工的满意度是息息相关的。客户信任齿科机构，对齿科的服务感到满意，这样他们才会成为齿科机构的"铁粉"，并为齿科机构宣传。而这其中员工优质而贴心的服务发挥了很重要的作用，是他们对企业的满腔热血，对企业的信心和满意，让他们获得了客户的信任。

一家公司的员工满意度（ES）在10分中得了6分，就不可能让客户满意度（CS）达到8分；如果客户满意度达到8分，就必须努力让员工满意度达到9分。内部客户满意度和客户满意度是相辅相成的，员工和客户都是我们的客户，他们存在必然的联系。员工是我们的内部客户，甚至要把他们的家人也视为"内部客户"。我们的人文关怀，不仅要考虑到公司员工，甚至要顾及员工的家属。比如，人力资源部门在给员工福利的时候，可以考虑到家属，公司团建时允许带家属；妇女节不仅要给女性假期，还要给已婚男士假期，让他们去陪伴自己的家人；等等。这样为员工考虑的公司，试问，员工还有理由不认真工作，还会有不满意和抱怨吗？作为管理者，我们要言行合一，完美践行这一点。真诚和用心是很容易被感受到的，也是成本最低的获得满意度的方式。我们不仅要使每一位客户体验到愉悦，还要让每一位员工也能从中体验到愉悦和满足。

一个好的企业文化是可以使企业生生不息的，好的企业文化能够感染员工，让员工从中感受到企业的人文关怀，提高员工对企业的满意度。想要员工在企业有家的感觉，对企业满意，忠诚度高，管理者在管理时要时刻关注企业的文化建设，在管理工作中有8个错误不能犯：第一，带团队不能够搞小圈子；第二，带团队不能够口无遮拦，偏离主题；第三，带团队不能够打白条，要说到做到，奖励的东西一定要做到，否则士气就没有了；第四，带团队不能够吃独食，吃独食的话也走不远，也做不久；第五，带团队不能够当白眼狼，我们要时刻拥有一颗感恩的心，多说感恩别人的话，多做感恩的事，不能够过河拆桥，懂得珍惜才能拥有，感恩才能够天长地久；第六，带团队不能够经常戴着透视镜，每个员工都会有自己的小秘密和小隐私，看破不说破；第七，带团队不能够经常抱怨，千万不要在背后说三道四；第八，带团队不能够太伤人自尊，要注意分寸。

在齿科行业里，在管理员工的时候，尤其是在对待齿科的销售员工上，我们每天要鼓励他们，保持他们的锐气和斗志，使他们每一次在面对客户时都能充满斗志，热情满满。孙子曰："三军可夺气，将军可夺心。是故朝气锐，昼气惰，暮气归。善用兵者，避其锐气，击其惰归，此治气者也。"管理者要对那些正向的、积极的、深入执行企业文化的员工进行嘉奖，甚至是将其加入到效能值目标中，从而为齿科内部营造正能量的工作环境。对于表现好的员工，业绩增长较快的员工，企业一定要给予特别的鼓舞与奖励，让他们体会到他们的付出和回报是成正比的。这样才能更好地激发他们的潜能，让他们更努力地为企业服务。这也会增加他们对企业的满意度和忠实度。对于表现特别突出的员工，我们要对他们进行特殊的培训，作为公司的储备人才去对待。能够让员工有提升机会的齿科，试问，谁不喜欢呢？"感受胜于言教"，企业对员工的关怀，员工是能够感受到的。

一个好的企业，好的企业文化，好的奖罚机制，能够让员工认可和信任企业，并愿意为之努力。

企业对员工的承诺，也决定着员工对客户的承诺。丽思卡尔顿的"绅士与淑女"理念奉行信任、诚实、尊敬、正直与奉献原则，来创造员工个人与企业双赢的局面。一个好的企业，离不优秀的员工，优秀的员工也是需要企业去维护和栽培。员工对企业的满意度提高，对待客户的时候就会有朝气，有激情，这样也会慢慢地把客户的满意度潜移默化地提高了，如此下来，业绩肯定也会大大提高。总而言之，员工的满意度决定客户的满意度。

作为齿科机构，我们要有属于我们自己的企业文化和信仰，以平等的价值观去对待员工与客户，要让员工有被重视被维护的感觉。这里我推出了一个相同理念的公式，齿科可作为参考：

企业职员≥客户

作为齿科的创业者，要有远见与规划，要看到齿科员工的价值和未来所能创造的价值，前者的价值可以在短时间内展现，这一点诸多的齿科创业者都能看见，但是未来所能创造的价值则是隐藏性的，它需要通过齿科创业者去挖掘。这就要求作为齿科创业者的我们，给予员工充分的信任与尊重，唯有如此，你才能得到员工同等的回报以及超出预期的效益回馈。

每一天，世界都在变化。在市场变化中，每一个企业都在求生存，每一个企业都会培养出一批批优秀的人才。可是，我们要如何将这些培养出的人才守住，一年、十年、甚至是在他们退休之后，还会给公司带来效益，还愿意继续为公司服务呢？关键就在于企业管理者对企业员工如何进行管理和规划。这个规划不仅仅只是眼前，还包括未来的十年、二十年。作为齿科的管理者，如果可以做到这一点，我相信他所经营的齿科必然会良性增长。

7. 人才池永远不能枯竭

收入是显性曲线，人才是隐性曲线。

在企业中，管理者管理的其实不是资产，而是人。人才是企业最有价值的，公司资产是不可能自我增值的，要想让它增值，就得靠人。作为齿科管理者，我们都知道，牙椅是不可能自我增值的，反而永远都是处于贬值的状态。但是我们若想要牙椅增值，该怎么办呢？那就只能让使用牙椅的医生技术提升，牙椅才会相应地升值。因此，我们不需要紧盯我们的收入，而是要紧盯我们的人才培育。毕竟，收入是显性的曲线，人才是隐性的曲线，而收入是由人创造出来的。人才培育，要做到业务之前，这样我们才能有一个足够大的人才池，才能让人才不断给公司创造价值。管理者的职责之一就是培育更多的人才。人才培养要注意和思考四个问题，分别是为什么要做人才培育，人才培育的误区，人才培育的方向，人才培育实施的注意事项。

❶ 为什么要做人才培育　　❷ 人才培育的误区

❸ 人才培育的方向　　　　❹ 人才培育实施注意事项

图 4-3　人才培养思考四大问题

齿科行业有一种现象，那就是虽然叫连锁齿科，但其实是只连不锁，只连不锁的原因是无人可锁。我们习惯把当下的关注点都放在收入上，而没有放在我们的人才培育上。故而，当有合适的地段和资本去开连锁的时候，却因为没有合适的管理人才，而搁浅了继续开连锁分店的计划。殊不知，如果你的目标是开连锁，不断扩大自己的规模，抢占市场，那么你一定要注重你的齿科的人才培育，只有这样，你才能迅速壮大。人才的培育对连锁齿科的发展再壮大起着至关重要的作用。

这里给大家分享一个真实的案例，就是2018年9月份海底捞在中国香港上市的事情。海底捞CEO杨丽娟当时很坚定地对现场的人说，截止海底捞上市之前，他们已经准备了400名优秀的储备店长，而且已经选址了175家店铺。在听到这个消息的时候，在场的人都很感慨。大家一定也和现场的人一样诧异，海底捞如何做到一下子开这么多家连锁的，如何做到这样的人才布局的。那么海底捞快速发展的底气来自哪里？一定是来自于高绩效人才培育体系的建设。因为他们知道，要想做好连锁，快速地占领市场，覆盖到重要城市中去，只有提前做好人才的培育，储备人才，才能一下子遍地开花，家喻户晓。通过海底捞的案例，我们要深深懂得人才培育的重要性，这也就是我们说的为什么要培育人才，通过人才培育，才能进行人才储备，才能保证人才池里面不空。作为齿科管理者，要想发展自己的齿科，也一定要注意自己的人才培育。如何进行人才培育？首先我们要非常清晰地建立所有岗位的晋升方向，可以横向晋升，也可以纵向晋升，也就是管理级别晋升和技能级别晋升。

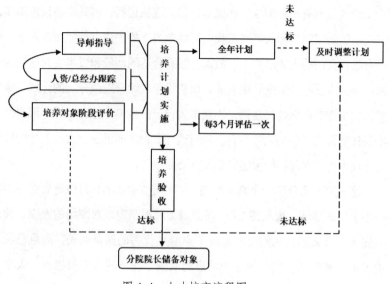

图 4-4 人才培育流程图

关于人才池人员储备，我们再来看有关希尔顿的一个案例：1988年进入中国市场，只有1家；2000年启动电梯计划；2008年，希尔顿总共7家酒店；2018年，开业147家，筹建中的有410家；计划2025年，入驻全部品牌15个，开业1000家。

进入中国20年才开了7家酒店，后十年147家开业。大家有没有想过：两个十年中，第一个十年他们做了什么？第二个十年又是谁给了他们勇气？这些都归结于我们刚才所提到的人才培育、人才储备。希尔顿在人才储备上，用的是比较形象的"电梯计划"，目的是培育新入职的刚毕业的大学生，在5—8年的时间，把他们培育成能够胜任的高层管理者。人才培育是系统工程，为了培育一个高级管理人才需要时间和资金的投入。当然在新人入职的时候，肯定也是经过严格筛选的，一旦录用，就按照电梯计划的方式，去培育，以增加他们的人才池中人才的数量和质量。

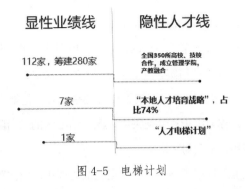

图 4-5 电梯计划

我相信每一个创业牙医,都是希望自己的齿科能够越做越大、越走越远。如此,人才的培育和管理就是至关重要的。我一直推崇希尔顿的电梯计划,在很多服务的齿科都会讲到,要力争做齿科中的希尔顿。那么作为齿科机构,我们要先从战略高度来审视企业人才战略,建立完善的人才培育体系。齿科要培育人,不是培训、培养人,而是培育人。构建高效能的人才池,成为企业基业长青的必由之路!

从齿科的长远发展来看,人才即战略,经营企业就是经营人。在这里,我想推荐一本书——《曾国藩传》。曾国藩是中国近代政治家、战略家、理学家、文学家,湘军的创立者和统帅。读曾国藩的故事,我们能够从中学习用人之道。作为一位晚清政治家,曾国藩一生十分重视人才的问题,善于洞察部下心理,精于驭人之术。他把人才问题提到了关系国家兴衰的高度,把选拔、培养,造就人才作为挽救晚清王朝统治危机的重要措施。"国家之强,以得人为强""用兵之道,在人而不在器"是曾国藩的人生格言。齿科机构在制定长远规划的时候,一定也要把人才的储备和培育纳入其中,要和齿科发展一起开始,甚至要提前开始,在正确的人才观的基础上建立科学的人才选拔机制,并对人才进行培育。企业缺的不是店址,而是人才。而缺人才的原因,本质上是缺乏人才观,没有把人才问题放到战略的高度。

战略不是我们未来做什么，而是我们做什么才有未来。你必须站在未来做今天的布局，其中最重要的是人才布局。

给大家分享一个故事。楚、汉相争时，项羽攻进了咸阳后，对六国旧贵族和有功的将领大肆封赏，一共封了18个异姓侯王，自己则称为西楚霸王。在这18个诸侯中，项羽最不放心的是刘邦。他把刘邦封在了偏远的巴蜀和汉中，称为汉王；又把关中地区封给秦国的三名降将章邯等人，让他们挡住刘邦，不让刘邦出来。

刘邦对他的封地很不满意，但是自己兵力弱小，没法跟项羽计较，只好带着人马到封国的都城南郑（今陕西省汉中市）去了。刘邦到了南郑，拜萧何为丞相，曹参、樊哙、周勃等为将军，养精蓄锐，准备再和项羽争夺天下。但是他手下的兵士们都想回老家，差不多每天都有人开小差逃走，急得汉王连饭也吃不下。

有一天，忽然有人来报告："丞相逃走了。"汉王急坏了，像突然被人斩掉了左右手一样难过。到了第三天早晨，萧何才回来。汉王见了他，又气又高兴，责问萧何说："你怎么也逃走？"萧何说："我怎么会逃走呢？我是去追逃走的人呀。"汉王又问他："你追谁呢？"萧何说："韩信。"

萧何所说的韩信，本来是淮阴人。项梁起兵以后，路过淮阴，韩信投奔了他。韩信好几回向项羽献计策，项羽都没有采用。韩信感到十分失望。刘邦到南郑去后，韩信就投奔了汉王。汉王也只让他当了个小官。

有一次，韩信犯了法被抓了起来，就要被砍头时，幸亏汉王部下一个将军夏侯婴经过，韩信高声呼喊，向他求救，说："汉王难道不想打天下了吗，为什么要斩壮士？"夏侯婴看韩信的模样，是一条好汉，把他放了，还向汉王推荐。于是，汉王派韩信做了管粮食的官。

后来，丞相萧何见到韩信，谈话中，发现韩信很有才能，很是器重他，还几次三番劝汉王重用他，但汉王总是不听。韩信知道汉王不肯重用他，终于，在一个月明星稀的夜晚，悄悄地踏上了逃跑之路。

萧何得知韩信逃走的消息，急得直跺脚，顾不得向刘邦报告，连夜率人追赶韩信。刘邦听说是去追赶韩信，立刻拍桌子："大将跑了几十个，没见你追，一个寸功未立的韩信逃走，你却亲自追赶，显然是在骗我。"萧何笑道："那些逃走的将领容易得到，天下多的是，而像韩信这样的人，失去这一个，天下就没有第二个了。大王如果愿意做一辈子汉中王，那就用不着留韩信；如果大王有争夺天下的雄心壮志，除了韩信，没有第二个人能帮助你完成这个大业了。"

刘邦见萧何如此看重韩信，相信韩信一定有些过人之处，就说："好吧，我就依着你的意思，让他做个将军。"萧何并不满意，说："叫他做将军，还是留不住他。"善于听取别人意见，又深信萧何的刘邦，当即决定："那就拜他为大将吧！"萧何很高兴地说："这是大王的英明。"

说着，刘邦就准备把韩信找来，想马上拜他为大将。萧何又直言不讳地说："拜大将是件大事，不能儿戏。如果大王真心要拜韩信为大将，那就应该选择一个良辰吉日，沐浴，隆重地举行拜将的仪式。"刘邦说："好，我都依你。"

汉营里传出消息，刘邦要择日子拜大将啦。几个跟随刘邦多年的将军个个兴奋得睡不着觉，认为这次自己一定能当上大将。等到拜大将的日子，拜的大将竟是平日他们瞧不起的韩信，一下子都愣了。韩信当时只有27岁。韩信后来果然不负萧何所望，为刘邦夺取天下，立下了汗马功劳，与萧何、张良并称"兴汉三杰"。

从这个故事中不难看出，刘邦听信了萧何的建议，拜了韩信为大将，使一名人才没有丢失而且得到了重用，最终帮助刘邦夺取了天下，立下汗马功劳。其实，这个故事说明了要想成功最为关键的是人才。为了夺天下，要储备人才，重视人才，并使用人才。而我们行业的现状则是，管理者花了很多时间在业务上，而花在人才上的时间却少得可怜。齿科的发展一定是从战略到业务到人才浑然一体，而不应对业务收入的重视远远超过了对人才的重视。即使你的齿科拥有革新的能力、赚钱能力，但没有人才战略，也将发展不大，不能长远。

一般来说，培育一个中层管理者，也需要2—3年的培育周期。因此，人才战略部署一定要提前准备，不能等。从企业的整体来看，绩效来自于人的决策和行动，人是衡量企业未来前景的先行指标。考核齿科管理者的指标一定要加一个人才培育指标。大多数的齿科机构留不住人，都是因为没有为人才创造价值。一个员工来到一家齿科，都是希望在为企业付出的同时，能够从企业这里学习成长，如果齿科没有相应的员工培育机制，不给员工提升的机会，员工在齿科肯定不会长久的。相反，如果齿科每年给员工进行相应的培训，进行人才体系的培训和管理，让员工来到齿科的每一年都在进步，这样的齿科员工肯定喜欢，因为他们为齿科付出了的同时也收获了相应的回报，得到了锻炼和成长，而且有提升的机会。这样齿科的人才才能源源不断，人才的素质才会大大提升，人力资本部门的价值也会得到提升，齿科就会步入良性循环。其实只有个人战斗力提升了，齿科企业的战斗力才能提升。只有为员工赋能，才能让齿科人才辈出，最终实现企业的收入倍增。在培育人才的时候，我们尽量要培育自己的子弟兵，不要去用雇佣兵。历史上成大业者，都有自己的子弟兵。如果自己培育的兵都不去用，不去相信，还能相信谁呢。

企业往往在人才培育的过程中容易产生三个误区：

（1）误区1：参加 = 参与

参加仅仅只是加入了，而参与是既要加入，也要产生关联。可见，人才培育一定要让人才参与进来，而不仅仅只是参加。例如，我自己每年都会花费收入的10%左右去学习、进修。在很多课堂上，我都见过后排有打瞌睡的人，你说他参加就等于参与了吗？显然不是。

（2）误区2：课程＝解药

有些企业，有时候明明是管理者自身的问题，却不从自身解决问题，而是想让员工做到优秀，就如同自己生病了不吃药，却让别人去吃药一样，想通过几堂课的培训来把这个病根除掉，何其荒诞。我们不能单纯地以为给员工讲个课，讲个道理，就能提升他们，我们一定要给他们锻炼的机会，让他们理论结合实际，在实际中体会课程所学的知识，才能取得更快的进步。而且管理者也要不断地提升自己，充实自己的知识，才能培育出更杰出的人才。管理者进步一小步，齿科机构进步一大步。

（3）误区3：立即投入＝立即产出

人才的培育，是有目的性和计划性的，是需要时间的，非一日之寒，不是一蹴而就的，一般一个中层管理需要2—3年，高层更是需要5—8年的时间，假设你的战略是3—5年后要拓展连锁，那么你5年前就要开始布局，投入资源进行人才培育。所以说人才培育是要提前的，一定要储备自己的战略人才库。其实，企业在培育人才的时候，如果杰出的人才提前考核过关，企业可以提前兑现承诺。我们作为齿科管理我们也可以设置培育人的考核标准，达到标准就可以提前兑现承诺，比如，咨询师完成任务，医生个人点诊疗率达标等。齿科机构要提前设定好考核目标，在规定的考核期内，只要他们按照要求完成了考核，那么就可以提前给他们兑现承诺。这样可以激发更多的有才人士去发挥他们的能力，体现他们的价值，也能加速齿科机构的发展。

价值观匹配是培育人才的首要前提。我们要树立正确的人才价值观。齿科机构要从外部不断吸引人才（人才库，交流与筛选合作伙伴），我们也要有自己的战略人才池，注重企业的内部提拔。人才培育实施有两点注意事项：一是关注目标，用人成事，杜绝业务偏好与"异化"；二是带人机制，如果在规定时间带出人，利益在前，荣誉在后。

树立正确的人才价值观
1. 人才即战略，无人才不战略
2. 业绩是显性曲线，人才是隐性曲线
3. 人才培育在业务开展前
4. 对管理者的考核需出业绩更出人才
5. 建立高效运营的人才供应链体系

图 4-6　树立正确的人才价值观

大多数齿科都会问同一个问题，即我培育了他，成就了他，万一他走了怎么办？在这里，我想反问一句，如果你不培育他，不成就他，他不走，你怎么办？不培育他，你想让他忠诚，即便忠诚了，能力也不够。再说能够忠诚吗？孔子讲，不教而杀谓之虐。由此可见，作为企业家一定要有大格局。即使走了，我们还有人才培育系统，并且这个人进来时，我们有没有按照百里挑一、千里挑一，价值观是否匹配，如果匹配再通过良好的管理，何来不合适？齿科机构培育员工，可以培育到让他们强大到足以离开，但是我们还是要对他们好，好到让他们想留下来，不愿意离开，即使离开了，他也会惦记着你的栽培之恩，也许以后我们又多了一个战略伙伴呢。

企业者不但要培育人才，还要会用人才，用人的核心是使人尽其才，要把他们分配到合适的位置，发挥他们的特长。这里以唐僧为例，唐僧虽然不会法术，还走到哪儿就把妖怪引到哪儿。看起来，师徒四人中，唐僧似乎是最无能的，但在遇到困难的时候，他们的形象就不一样了。孙悟空想的是回花果山，猪八戒只想着回高老庄娶媳妇儿，沙僧也只想着回流沙河。这是斩妖除魔的人的态度吗？而招妖怪的师父却说："你们都可以走，我自己去西天取经。"不过唐僧了解每个徒弟的特长和特点，师徒四人到一个地方的时候，唐僧就开始吩咐这几个徒弟，一个去化缘，一个去喂白龙马，一个去探前面要走的路。从《西游记》中，我们发现了唐僧用人的高明之处，通过对三位徒弟的了解，唐僧把他们安排在合适的位置，去做他们擅长的工作，发挥他们各自的特长。也正因此，他们彼此之间才能够相处和谐。试想，如果让孙悟空去喂马，可能他早就回花果山了。因此，在齿科管理中，我们一定要善于用人，根据每个人的特点去分配任务，这样能够事半功倍。

你的晋升速度是来自于你培育出多少优秀的人。大家都知道优衣库有超级明星店长计划。优衣库对人才的培育使之成为业界人才培育的"黄埔军校"。优衣库对人才的培育，是从面试入职开始。每年校招季，大中华区总裁潘宁都会亲自参与最终面试，而且每个月都会去聆听新员工的心声，如对公司的疑惑、批评和建议等，他都会认真地听取。公司有系统的入职培训和之后阶段性的一系列培训，皆在打造优秀的人才，给每个员工平等的机会。只要你愿意努力，有上进心，公司愿意给每个员工成长的机会。公司对人才的培育尽心尽力，毫无保留地教育指导他们，为优衣库快速发展，抢占市场打下坚实的基础。他们在给员工培训的过程中，不断地宣扬企业文化和企业理念，潜移默化地影响着每一个员工，并且制定相应的考核任务。优衣库的考核是业绩在3个月达到80万，成为明星店长、明星经理，这样一旦有新的连锁店开业，就会优先推荐业绩优异者去做管理，给优秀、努力的员工升职提供了机会。

人才在当下是企业至关重要的一个环节，人才储备的多少和企业的发展是息息相关的。在齿科行业，也是如此。在人才这个环节，我们一定要多下功夫，肯下功夫，一定要保证人才的源源不断的培育和输出。以人才培育为靶心的战略计划，才是实现百年基业的保证。

8. 宰相必起于州部，猛将必发于卒伍

内部晋升机制是齿科人才池的护城河。

　　齿科管理者应该有出色的基层工作经验，先有了结果，再提拔，再培养，管理者不能凭喜好和直觉去提拔，去拔苗助长。作为一名齿科管理者，我们一定要彰显自我，而彰显自我最好的方式就是业务或技能出众，不然你在齿科行业就一直没办法出头。因此，不管你在齿科机构中担任着什么样的角色，都要争做一名 120 分的员工。领导交给你的任务，你完成了 100 分，但是这个 100 分算不上是你真正的价值。如果领导派别人去执行这件事情，他们也有可能完成。这就意味着大部分员工只要认真地去做，都是有可能完成 100 分的。但是，如果你能够超越自我，带来的不仅仅是完成了这件事，还有加分项，那这就大大体现出了你与别人的不同之处，这也是额外价值的表现。如果我们想快速得到晋升，在众多的前台里面，在众多的医生里面，在众多的管理者里面，我们一定要善于突出自己。仅仅是和大家保持一致，做到 100 分是不够的，你一定要做到 120 分才可以。

　　那么，作为齿科管理者该如何理解 120 分呢？这就要看企业的规章制度和考核机制了。虽然每个公司的制度都会有所不同，但是考核要体现出公平。那我们该如何体现公平呢？企业为每个员工制定一定的考核指标和任务，大家在这个公平的大舞台上，各展神通，发挥自己的本领，展示自我，最大化地实现自我价值。最终以绩效为标准进行考核，毕竟，行为的

目的是要产生结果。在衡量一个员工时,我们不要去衡量他对管理者的理解,而是要衡量他对目标的贡献。如果员工对管理者的理解,不能转化为对目标的贡献,那么大家把"一身干劲"都浪费在揣摩、领会领导意图上,这将会给公司带来毁灭性的后果。好的绩效和结果是实实在能看得见的,是企业运行的支柱和根本。任何一家企业对其内部成员,大到董事长或各高管,小到每一个成员,都是有明确的职责要求和既定目标的。企业必须要新陈代谢,提拔优秀人才,辞退平庸的人,我们无力承担臃肿的机构以及不称职的管理者带来的损失。但我们也要明白,考核是考不走优秀员工的,它只会让优秀的员工更加优秀,更有机会实现自我价值。

《孙子兵法·地形篇》中言:"进不求名,退不避罪,唯人是保,而利合于主,国之宝也。"这里表达的意思是将领在带兵打仗时,进攻不以追求战功名利为目标,后退也丝毫不回避违抗上方命令的罪责,他追求的唯一标准就是保全人民,有利于国家,有利于君主。这样的将领才是国家最宝贵的财富。此言伟大之处在于,指出了看臣子不能看其个人利弊、荣辱,而是看他追求了多少国家、部队、老百姓的利益。多少人臣都是为功名利禄、荣华富贵、光耀门庭,真正为天下苍生而不顾个人得失的人实在是难得得很。企业也一样,如果你的员工在为企业服务的时候,都能不以个人得失来计较,而是全心全意地为企业着想,一切以企业利益为中心,那你这个企业一定会越来越好的。

当然,企业也要懂用人之道和管人之法。目前,在齿科行业存在这样一种现象,那就是大多数人都把关注点放在业绩上了。这样不是不好,但是忽视了对人才的培育。就齿科机构而言,有了资产和门面,没有后续人才的跟进,没有合适的人去管理机构,这样也是没办法做到壮大企业的。比如说开连锁店,在当今激励的行业竞争中,我们的确能看到一些后起之秀,他们在一夜之间迅速占领了市场,在各地都有连锁店。之所以会有这样的结果,要归功于他们在一开始的筹备阶段就做了充足的准备。他们在前期就储备了很多优秀员工,一旦时机成熟,就能够做到迅速在全国遍地开花,进入各区域市场。这样的企业,能够迅速占领市场,进入大家的视线,一定要归功于管理层的高绩效人才培育体系的建设。因此,提前储备人才,对一个企业来说是必不可少的。作为齿科管理者,我们也要像这些企业学习,提前储备人才,培育合适的人才。

那如何进行人才培育呢?首先,我们要非常清晰地认识到自己企业需要培育什么样的人才。我们要建立所有岗位的晋升方向,可以横向晋升,也可以纵向晋升。其次,我们一定要有内部选拔机制。俗话说:"宰相必起于州部,猛将必发于卒伍。"若你想到中央当宰相,你就必须在地方做得足够出色,这样才能有被选拔到中央的机会。而好的将军也都是从基层士兵慢慢成长起来的。因此,管理者一定是在基层干得出色,他才有机会得到进一步的晋升。好的领导也多是来自基层,或者在基层生活感受过。只有你努力付出,全心为企业,企业都会给予你晋升的机会,给你展示自我的机会。内部提拔制度能够给予员工带来激励和激情。齿科机构也是如此,齿科缺的不是选址,而是人才。我认为,我们应该坚持机构内80%的管理岗位都是从内部提拔和晋升,给予员工学习和提升的机会。这样我们的员工才会更愿意在我们的企业工作,对企业有更高的忠诚度。另外,在选择晋升管理者的时候,第一个要看他是否有在基层的工作经验,第二个要看他是否有相关的工作经验。一般而言,齿科连锁新门店的开业速度是由人才培育的速度决定的。例如,齿科机构连续半年或一年完成指标并培育出储备管理者,即可开拓新机构,并占到合理的股份。"投之以李,报之以桃",从基层培育出的人才,如果企业给予他发展、晋升机会,加上他们对企业文化和企业理念都是熟悉的,那么去开拓新的市场能够更好地发挥他们的价值,他们也能够脚踏实地地为企业更好地服务。毕竟,信任是双方的。这样的发展是一种良性的发展,这样的企业也是在一步一个脚印地稳步提升。

民营齿科发展不再是处于"跑马圈地"的年代,它需要的是良性发展。作为齿科管理者,我们千万不要被外部所谓的抢占市场、先开再说等言论迷惑,一定要先培养自己的人才。如果内部没有完善的人才管理和培育系统,一味地开拓市场,开得越多只会让自己越痛苦。

9. 股权激励策略

股权激励是围绕齿科收入良性增长与团队持续稳定而产生的。

　　这个世界上没有绝对的公平，只有相对的公正。很多创业牙医都会在招聘管理者时，对应聘者说"好好干，做得好我给你股份"。这听起来是非常让人心动的，但却没多少管理者会买账。大家都会觉得这是创业牙医在"画大饼"，除非是先给了股份，不然一切都是空谈。由此可见，创业牙医与管理者之间存在着一种博弈，看谁先"做好"，才愿意开始行动。

　　记得有一次，我在服务一家齿科机构的时候，与其管理者聊天，开始聊的都是一些比较拘谨的话题，后来聊到了机制的问题。那位管理者说了一句让我至今都记得的话："都是成年人，'画大饼'的话太虚无缥缈，只有真正看到、摸到，才有真实感……"我当时就在想，有没有一种对创业牙医和管理者都有利的方式呢？后来，经过细心观察、探索，我发现，实际上有很多方式能让创业牙医和管理者减轻心理博弈的负担。首先，我们需要明白一点，创业牙医和齿科管理者都是通过团队将"蛋糕"做大后增加创收，进而再合理分配"蛋糕"。在这块大"蛋糕"里，创业牙医和管理者分的是增值部分的收益，而不是要减少创业牙医的利润来给齿科管理者分配。需要注意的是，在设置齿科的股权激励制度时，我们不应该是以增加齿科的成本来挽留管理者，而是要以做出更好的业绩、增加创收后，通过增加的利润来激发管理者，为齿科机构的进一步发展做出规划。正如有句话说得好:"老板不要做火车头,而是要复制火车头;企业不需要诸葛亮,更需要的是诸葛全亮。"有多少人为你操心,决定着你的齿科能够走多远。

华为的股权激励非常具有代表性,甚至可以说是股权激励的典范,一直支撑着华为的发展。华为很早就明确了谁能够获得股份,谁不能获得股份,股权机制由谁定。答案是,给谁股份由企业的人力资源部来决定,但是股份的多少是由个人的态度来决定。华为会让管理者自己做出选择,你是愿意做一名劳动型的管理者,还是愿意做一名奋斗型的管理者。如果你要做一名劳动型的管理者,那就不用给你股份。劳动型的管理者,那就按照企业制度来做,按照《劳动法》加班就付加班费。那假如你选择奋斗型的管理者,也不是说直接就给股份,而是先签奋斗人说明书。从签字开始,你就要自觉自愿、自动自发地工作,把企业的事业当成自己的事业,放大格局,不计较个人的私利与得失,那么你的精神境界就会比劳动型管理者更高。

齿科作为特殊的实体行业,从组织的本质上来讲,它不属于创业牙医。其实,大部分人都认为它是创业牙医的,包括法律也是这么规定的。而我个人对企业的理解是,企业本身不是创业者的。正是"企业是创业者"的这个观念,造成了各种的管理矛盾,这也是企业和员工出现对立的一个重要原因。如果说企业不是老板的了,又是谁来参与经营,谁来参与分红,谁来参与责任呢?这里讲解一个案例,2019 年,当时的我正在做北京一个齿科连锁项目的调研。这家机构的创业牙医是一名 50 多岁的老口腔医生,也是全国最早一批做种植的口腔医生,现在在海淀区拥有了三家门诊部。刚接触的时候,他的团队成员就跟我们讲:"杨老师,你赶紧劝一劝我们的老板,希望他能给我们足够的信任和权力,以后能多多放手,要不我们都没办法管了。"后来,通过和该创业牙医深度交流了一下,他说:

"这么简单的道理我能不懂吗？我都懂，我也不想这样，其实这样把我自己搞得也累，他们也很烦我，但是这个企业就像是我一手带大的孩子一样，我远远地看到自己的孩子在出血，我能不去给孩子止血吗？反正孩子也不是他们的，他们也不疼不痒，疼也就是我疼。所以说，我还是要亲力亲为去做这些事情。"在这里，我要强调一下，作为齿科机构，我们首先要树立正向的价值观。我给他分享了一首以色列诗人纪伯伦写的一首诗《致孩子》，具体如下：

你的孩子，并不是你的孩子。

他们是生命对于自身渴望而诞生的孩子。

他们借助你来到这个世界，却并非因你而来，

他们陪伴你，却并不属于你。

你可以给予他们爱，却不能给予他们思想，

因为他们有自己的思想。

你可以庇护他们的身体，却不能庇护他们的灵魂，

因为他们的灵魂属于明天，属于你在梦境中也无法达到的明天。

你可以拼尽全力，变得像他们一样，却不要让他们变得和你一样，

因为生命不会倒退，也不可能在过去停留。

你是弓，你的孩子是弦上即将发出的生命箭矢。

弓箭手遥望未来之路上的箭靶，

用尽力气将你拉开，使箭射得又快又远。

你们怀着愉悦的心情，在弓箭手的手中弯曲吧，

因为他爱一路飞翔的箭，也爱无比稳定的弓。

从诗中可以看出，他表述的意思就是你的孩子不是你的，他只是从你

的身上来而已,但他根本就不属于你,他有他自己的思想,总有一天他会飞走的。通过这首诗,我们要学会放手。不管是在生活中,还是工作上,当你认为你必须拥有某样东西的时候,你就会很执着于它,不会放手;而你一旦很执着于它的时候,一切就很容易乱套了。你越抓着不放,管理就会越不顺利,员工可能越不听话。因此,作为创业牙医,我们要有一个良好的心态,我们要去赋能自己的管理者,让他们人尽其才,让他们充分发挥能力,让他们跟我们保持同频。具体通过什么方式去保持同频,方式有很多,比如股权激励,让他们对企业有参与感,有责任感。企业老板放手,员工可以有更多的时间去做别的事情,可以有更多的时间去规划企业。我们要相信自己的团队,相信自己的管理者,这样创业牙医才会有比较轻松的时刻。当然,我们也要杜绝业务偏好。我见过很多的创业牙医都有这样的一个习惯,就是他某一方面很强,就喜欢在这一方面找存在感,想要团队做到极致,而其他方面就不思进取。

  我们要明白团队成长跟企业之间的关系,这是最重要的。我们要思考一下,团队是因为企业成长而成长的,还是企业是因为团队成长而成长的?这是两种观点,其实我更偏向于后者。企业本身就是一个组织,而组织之下的所有细胞都是人,企业成长其实就是企业中的人的成长。让这些人更具有价值,企业才有成长的意义,让员工变得更值钱,确实是企业的责任。因此,我认为企业不是老板的,企业是一个社会组织,企业里面的人才是根本。也就是说,企业一定是属于社会里面、组织里面的人,只有人的成长才能够让企业获取价值,这也才是企业成长的最大价值。我们在规划员工成长的时候,一定要注重这一点,我们要使我们的员工人尽其才,不管是驱动性的成长,是鼓励性的让他们成长,还是迫使他们成长,这都是我们作为企业的一种责任,因此晋升和成长体系是非常重要的。

  总而言之,你只要在我们这个企业体系里面,你一定会有所成长,一定会有机会晋升，如果企业做不到这一点，那就意味着企业价值没有充分体现。我们企业是一个社会组织，若你不能帮助社会组织里面的人去成长，就像一个教育机构，你不能帮助教育机构里面的学生成长，你的机构存在的价值和意义又在哪里，这是一样的道理。作为齿科管理者，我希望我们的员工通过不断的努力能够拿更高的工资，我们希望我们的员工能够升职得更快，我希望我们的员工比在别的企业里学得更多。我希望，你从一个最初级的医生，通过一段时间的学习能达到中级医生，或者高级医生，最后变成顶级医生；一个前台，最后变成了前台主管……这就是企业管理的一个规划，通过培育让员工不断成长，让员工通过自己的努力实现最大的价值，这才能充分体现出我们企业的价值。

齿科机构想要良性增长，走得更远，需要我们能留住优秀人才和优秀的管理者，需要我们能调动员工的积极性和主动性。我们要学会用股权激励打造出一套老板与员工之间"事业与命运绑定"的机制，这样才能调动员工的积极性，为公司干活就像为自己干活一样。股权激励是围绕齿科收入良性增长与团队持续稳定的目标而产生的。只有人心稳定了，老客户才会获得安全感，这也是齿科行业的特点。同时，作为创业牙医，我们要有一个信念，那就是一定要让团队赚钱，未来发展好的连锁一定是合伙人制的。其实，每一个口腔医生都想当创业牙医，有很多人都发自内心地有这样的意愿，只不过是由于种种原因没有做成。对优秀的人才，我们更要为他考虑，不仅仅是培养他，让他成长，还要根据他的性格，进行专门的规划，尽可能地将他培养成除你自身以外的齿科机构里的"定海神针"，或者说主心骨。我们要感恩团队，不要过于贪心，每一个创业牙医都要有这样的觉悟。

作为齿科，针对股权激励，我们参考以下几点：

（1）筛选同频。对于我们非常信任的齿科管理者和医疗团队，我们可以对他们再给予注册股。注册股就像明媒正娶，从一开始我们寻找到这个医生的时候，就会和他签订合同，这样他就可以在我们企业长时间工作，对企业有忠诚度。签合同就是婚前协议。如果不给名分，医生肯定是不愿意的，即便来了，对我们企业也不信任，也会心不在焉，不会踏踏实实地和我们合作。为了表示我们对门诊医生的重视，增加他们的信任度，我们要给予他们注册股，让他们视企业如同他们自己的企业一样，这样他们就会全心全意地为企业服务，创造最大的价值。

作为一名齿科管理者或者创业牙医，我们肯定是希望机构里的医生都能和机构长久合作，共同努力经营机构，但是我们该如何与他们建立长久的合作关系呢？毕竟，医生在机构的培育下成长了，经验也丰富了，在企业将他培育成熟后，如果他自己单飞了，这也是机构的一大损失。在这里，我们就可以考虑股权激励的方法。

总的来说，我们的社会责任是要让员工去成长，不管是被动型成长，还是主动型成长。作为创业牙医，我们不能按照自己的标准去要求所有人，如果你是一个很能干的人，且这个世界上所有的人都像你一样能干，那么你在这其中也就平平无奇了。我们要选择跟我们同频的人，然后不断地去培养他，让他能够承担责任，要给予他们充分信任，这样才是一个最佳的状态。我认为，每个牙医都是想当老板，想成为企业股东的。最简单、最合理的方式就是让他投点钱进来，成为企业的股东之一，这样他就会把齿科当成自己的企业去经营，去打理，创造更高的价值。当然，我们不要把某种做业绩的方式强加于人，每个人都有自己独特的方式。我们只需要把业绩分给医生，然后明确企业能够给到什么资源，能够提供什么帮助，就可以了，剩下的就是他们自己的事情了。如果他们有什么特别的需要，也可以和公司沟通。由于他们在齿科也有投资，他们就会积极努力地去完成，不需要我们再三叮嘱。但我们要认识到，并不是每个医生都具有经营的头脑，给医生定业绩其实并不是最佳办法，我们应该把门店业绩分配给咨询师或门店经理。这样医生就能更好、更安心地服务于客户，解决客户的牙齿问题。

（2）给医生足够的时间成长。不同性格与不同需求的医生，我们要根据其特点进行规划与帮助。我们肯定希望我们的门诊医生能够做到最棒，但是如果医生每天除了上班，就是下班，没有任何培训等学习的时间与机会，当然会一点进步都没有。因此，我们要给医生成长时间，不能够总是防着医生，这样只会疏远你们彼此的关系。作为齿科创业者，我们要明白，人都是可以培养的。哪怕一个再差的人，我们都要有能把他培育出来的决心。即使之后这个医生要走，他在齿科机构里学习到、享受到的，也会让他对你一直怀抱感恩之心。如果你想让医生的能力变强，但又不提供助他成长的机会，这是不可能的。我们要给医生成长的时间和机会，给予他不同的引导，让他了解企业文化和管理方式，为他提供继续学习牙医相关知识和更多先进技术的机会，让他体会到齿科机构对他的用心良苦。这样，他就能够感受到齿科的温暖，对我们的信任度就会增加，忠诚度也会提高。我们不要吝啬，要给医生提供更好的学习平台、成长机会。只有你机构里的医生成长了，你的客户才会更加满意，你的机构才能有更好的发展。

（3）让他认可你的价值观。只有大家有了共同的价值观，在一起工作，才能创造出更高的价值。如果他不认可你的价值观，即使你给他再多的钱，之后他也是会有走的可能性。因此，我们要加强彼此的沟通，多与他们交流奋斗的意义、如何看待人的价值等问题，以了解彼此之间的观念是否一致。如果彼此的观念相差太远，在工作中就会产出很多的分歧，这样不仅沟通起来费时费力，而且最终也不一定能达成一致，导致工作无法顺利开展。故而，我们一定要找认可你价值观的人一起共事。

（4）和员工讲未来。我们可以说："如果我们一起把这个齿科经营好了,以后我直接给你股份。"不管员工一开始是否信任你,你要做的就是拿出十足的诚意,让他们明白你不是说说而已。一旦员工与企业有了利益的捆绑,那么企业的发展就是大家的事情了。所谓一荣俱荣,一损俱损,员工必然会为创造美好的未来而努力奋斗的。总而言之,我们以许诺一个好的未来去提高员工的积极性和依从性。

(5)建立有特色的待遇机制。让员工生活感到幸福与自由,再通过员工让客户感到幸福。具体的待遇形式,可以是设置节日的专属礼;可以是为优秀员工的子女提供教育名额、家庭教育基金;可以是设立爱心基金,在员工或亲属遇到重大困难时,提供爱心保障金;可以是奖励员工,为其配房、配车;可以是年会时邀请家人作为特邀嘉宾参与并为其授予荣誉;也可以是每年一些特殊节日,企业代表员工给其家人送礼。此外,还有定期旅游、家人工资发放、股权激励等。

10. 企者不立，跨者不行

踮起脚尖想要站得高，不可能永久地站立，迈起大步想要跨越前进，反而不能远行。

口腔行业是一个特别有发展前景的行业。为什么这么说？我们不能单纯地以齿科从业者的视角去看行业发展，而要从更宏观的视角去看。齿科属于消费医疗，而消费医疗属于拉动 GDP 经济支柱的消费升级。什么是消费升级？中国经济增长从靠"老的三驾马车"（即投资、消费、出口）逐渐转向"新的三驾马车"（即新型投资、新型消费和"一带一路"）。新型投资是中国经济增长的重要推动力。由此可见，未来齿科的发展是有巨大潜力的。它是在国家战略的主导下产生的，是消费升级和消费医疗大环境、大趋势背景下所产生的赛道。有一句话说："海阔凭鱼跃，天高任鸟飞。"其实，口腔就是这样一个赛道，只要你有梦想，并且有正确的路径，你完全可以没有"天花板"。不过，既然是消费医疗，创业牙医就要摒弃之前的"技术就是一切"的心态。第一，我们要搞清楚齿科机构与客户到底是一种什么样的关系，亲密指数如何，这样将会有利于我们采取行动，从而提高客户的满意度。第二，消费升级是个大机会。它伴随着从小就有选择权的这一代共同成长，正是因为他们逐渐变成消费的主力人群，才给了我们消费升级的机会。

随着社会经济的发展，齿科的规模也逐渐壮大，尤其是民营口腔市场大量资本的介入，让很多雄心壮志的创业牙医，在没有经过严密的计划和深度思考的情况下，就开始大刀阔斧地进行左兼并、右自建，一味追求盲目的规模扩张，甚至不惜任何成本和代价。可想而知，这种简单的跨越式发展，往往都会出现很大的问题。毕竟在中国，大部分的齿科连锁都是只连不锁。现实的情况是没有人可锁，没有成熟的体系可锁，只是表面上名字一样而已。就像现在那些所谓的连锁齿科，当初跨省发展的时候，虽然建立了区域性的组织，也设置了区域管理者，但是一个区域底下需要管理好几家门诊，而集团则需去管理几十家门诊。毫无疑问，他一定是管不来的，最后肯定会乱套。因此，企业若是想要建立区域性的组织时，要先解决区域的管理人才问题，这点十分关键。一方面没有齿科管理这个专业，想寻找到优秀的齿科管理人才的确不容易，这是个难题。另一方面，虽然不同行业的管理实质上都有共同之处，管理方法都能通用，但是非齿科专业的管理人才要适应口腔，是需要时间的。毕竟，这个行业壁垒相对比较高，专业知识也比较深。于是，人才是否能够跟上齿科的发展速度，是我们必须要深度思考的问题。特别是齿科中顶尖的医生，犹如定海神针，是齿科要想实现飞跃拓展的依靠。只有优秀的医生才能通过自身的专业技能与良好的服务态度，晓之以理，动之以情，让客户更加满意，提高客户的忠诚度和黏性，从而助力齿科不断地可持续发展。

对于齿科连锁发展的问题，我认为，在老子的《道德经》就有答案。老子曾在《道德经》里面有这样的阐述——"企者不立，跨者不行"，指的是踮着脚尖想要站得高，不可能永久地站立，迈起大步想要前进得快，反而不能远行。我觉得这兴许是一个很好的总结。这句话形象地表达出了凡事都应遵循自然规律法则，不能总想迈大步、跑太快，而要脚踏实地走好每一步，否则将会事与愿违、事倍功半。例如，有些企业为了赚取更多的利润，不惜违背市场规律，搞小动作，做假账，掺假货，打虚假广告等，或许可以获得一定的收益，但终究是昙花一现罢了。因此，对于齿科而言，在实际的经营管理中，要十分关注以下两个方面：

（1）面对愈演愈烈的竞争环境，企业如果要想长期立足于市场并获得可持续发展，光靠扩大规模是无法远行的，必须拥有一套思维模式和行为方式，且这种思维模式需符合自然客观规律，以此为基础确定战略、目标等。否则，一切只能沦为空谈。在我看来，真正的连锁性发展一定是外延的扩张依赖于内涵的做实，机会的捕捉取决于事先的准备。我们不要单纯追求规模上的扩张，不要急功近利，希望一下子就能走上康庄大道，而是要努力使自己变得优秀，不断地积累宝贵的经验，一步一个脚印稳扎稳打。齿科管理者必须警惕长期高速扩张，虽说有梦想固然是好事，但这有可能会让公司看不见自身的脆弱和缺点，甚至是昙花一现，早早以失败而告终。由此可见，脚踏实地是王道，我们必须对企业进行有效的管理，一步一步谨慎前行，始终保持协调发展。

华为的创始人任正非也曾阐述了这一观点。他曾说过，组织的成长和经营的多元化要求必须向外扩张，扩张要抓住机遇，我们能否抓住机遇和组织能够扩张到什么程度，取决于公司的干部队伍素质和管理控制能力。也就是说人才跟不上怎么办，这个时候一定是放缓对外扩张，不要追求盲目的扩张，我们要致力于组织管理能力的提升，你要想办法把这个架构给建起来，使得政令畅通。制度流程要去优化，人才的培育体系要非常到位，包括服务标准也要达到统一，采取股权激励的办法等，我们一定要有一个对内对外的机制，机制相对成熟了我们再去往外扩张。如果没有一个持续激活的机制，即使你抢了半天，占了半天，组织能力不行，也会把你自己搞垮，甚至草草收场。

鉴于此，如今以人为本的管理理念已经逐渐渗入齿科的企业文化中。何为"以人为本"？简单来说，它指的是以人为中心展开的一系列活动，最终实现人的全面发展，核心是尊重人的特性及本质。对于齿科机构而言，这就是要求齿科领导者在日常的管理工作中，坚持以人为出发点，关注员工的思想动态，通过开展各种活动和采用有效的方式激发和调动员工的自主性、主动性、创造性等，培养员工的主人翁精神，与齿科一体同心，最终实现齿科与员工共同发展，达到共赢。首先，齿科要做到对待医生、护士等一视同仁，尊重每个人的人格，讲诚信，以宽容之心包容不同声音，通过积极举办丰富多彩的培训活动去倡导员工努力提升自身能力和服务水平，增加归属感。其次，齿科需十分关注客户的满意度，坚持以"悦客服务"为中心，为客户提供更多的惊喜超值服务。尤其是医生，应主动站在最前面，真诚地为客户服务，把客户视为亲朋好友，一切从客户的角度出发，在诊疗的整个过程中，既要体现出无可挑剔的专业知识和技能，又要展现出暖心的人文关怀。只有这样，客户才能形成对医生的依赖，产生高度的认同感，从简单的医患关系升级到黏性超强的信任关系，销售便水到渠成。总而言之，齿科要想得到扩张，人才是关键，是重中之重。

（2）做企业犹如做人一样，既要脚踏实地，又要仰望星空。如今的商业发展十分迅速，齿科也不例外，所有企业都将面临如何才能快速融入市场并受到客户的青睐的问题。也就说，如果企业管理者仍是采取粗放式的管理，凭借自己的个人经验和实践去管理经营，将无法做到与时俱进、看清大局、高瞻远瞩，难免会造成企业缺乏创新、停滞不前，甚至濒临被淘汰的境地。为什么呢？原因很简单，时代在进步，客户也在进步，一切都在进步，只有不封闭、不盲目，冲破牢笼，才能在扩大发展的道路上减少风险和阻碍，走得稳而快。反之，若继续遵循旧的模式发展，故步自封，不善于学习，没有先进的经营理念，就不能顺应市场的发展，也不可能符合客户的需求。长此以往，企业只能退出历史舞台。

总之,对于那些有开设连锁计划的创业牙医来说,除了做好自身内功,激发由内而外的力量,有正向的价值观以外,还应面对现实,持有一个观点,即连锁门诊是被动开设的,是齿科作为一个企业使得人尽其才后溢出来的,是我们组织由于团队成长导致众多人才在一个团队里面没有更多的机会,没有更多的晋升通道,而迫使管理者或者创业者去壮大机构的。事实上,我们可以仰望星空,但更重要的是脚踏实地,二者是相辅相成、相互促进。作为齿科的管理者应妥当处理好两者的关系和轻重缓急,这样企业方能实现健康可持续发展,有望成为齿科中的"老字号",广受客户的青睐。

做牙医只需做好自己的本分工作就好,创业是要思考体系运作的每一个环节。目前,我国每一年都会有大量的新齿科机构建立。我深知,每个新齿科都是口腔医生梦想的起点,但当口腔医生在真正成为创业牙医之前,一定要厘清职业和创业是两个不同的概念,不仅仅自己的专业能力和自身素养要变得更强,管理认知还要不断地提升。为了帮助口腔医生尽可能地科学创业,我曾在"齿科邦"公众号中设计了一个口腔医生创业的自行评估可行性分析,希望能够给大家一个参考。

11. 医疗梯队良性建设

医疗团队缺乏梯队化，也就意味着你的齿科连锁不会实现良性增长。

如今，随着社会的发展，齿科机构的数量越来越多，竞争越来越白热化，虽然口腔医生的技术也越来越精进，但口腔医生的成本越来越高，这导致口腔医生有了稀缺性，很多齿科机构很难找到合适的医生。在这样的情况下，齿科机构的医生团队如何才能实现良性建设呢？齿科机构的创业牙医可以从以下几方面进行规划：

（1）医生少人化

少人化的好处是把有限的资源都集中在这几个医生身上，让医生人人有事做，人人有钱赚，医生的工作量、收入都可以得到满足。像一个500—600平方米的齿科门诊部，四个医生就可以完成100万—150万的收入，我认为这个门诊的数据是比较健康的。如果雇用的医生过多，可能业绩还是持平，或许会有少量增加，但医生的收入会相应减少，这不仅会导致医生的积极性受到打压，而且企业的人力成本也会增加。

（2）每一个初级医师都是未来之星

在很多年前，中国民营口腔KOL曹志毅医生就在民营口腔机构中提出了医生分级的概念，这一理念一直潜移默化地影响着我。曹医生认为，民营机构的特点决定了患者是衡量一名民营口腔医师水平和价值的主体，同时要求民营口腔机构应具有符合自身运营规律的医师分级评价标准。

具体如下：

①助理医师是指刚刚从医学院毕业，临床工作经验较少的医师。其特点表现为对技术使用手脚生疏，茫然无措；患者避而远之；没有自信。

②随着经验的逐步积累，助理医生可逐步转变为初级医师。初级医师可独立接诊患者，诊治简单的病例，并完成部分阶段的工作；但其仍不被患者信任，常常被拒绝，虽然开始浅尝职业带来的成就感，但仍面临自信不足的问题。

③中级医师在技术上已能基本胜任职业的要求，80%的病例都能自主完成。此时患者不再拒绝中级医师的治疗，但二者仅仅是一方付技术一方付钱的买卖关系。此时医师虽然不再为自己的青涩自卑，但开始感到疲倦。

④高级医师的技术已臻完美，开始充分享受职业带来的富足，并注重与患者的平等交流和沟通，开始被患者追捧、崇拜。

⑤顶级医师在该分级评价标准中位于塔尖的位置。其修为在高级医师之上，更为重要的是，他能够将自身的技术和经验自如地传授给下级医师，有多个成功后继者。

我曾经和全国很多非常优秀的医生聊天。他们都告诉我，当他还是助理医师的时候，他的内心是非常渴望能够在临床上接触更多的患者，能够为更多的患者治疗。包括我自己在面试助理医生时，也遇到过明确表示不给他动手机会就不来的面试者。由此可见，助理医师对临床工作的渴望程度。

我也见过很多齿科机构把助理医生当作廉价的劳动力，不培训、没人教，只是把他们当成"会打简单洞的老鼠"。我认为，这样的齿科是没有前途的。上一级的医师要对助理医师的成长负责，同时机构也要对助理医师的成长负责，帮助他们成长。为什么这么说呢？因为助理医师的茁壮成长会加快他们向中级医师级别的转变。既然齿科机构缺医生，要发展连锁，要有储备医生,那么我们为什么不让他们在我们的手里成长呢?因此,从助理医师入职的时候,我们就要给他一份清晰具体的职业规划,这样他们在齿科工作期间就会更加努力。在上级医师的指导下,他们可以做一些基础的诊疗。此外,我们还要对助理医生进行职业素养的培训,如技术提升、医患沟通、职业发展规划、企业文化的渲染等。

当助理医师拿到执业证的时候,在上级医生的指导下,他的技术会突飞猛进。而经过全面培训之后,他的技术会更加熟练,逐渐成为我们核心医生中的一员。在此前提下,他会更快速地成长为中级医师,这不仅能够在很大程度上为机构节约招聘成本,而且又能提升工作效率,避免了机构在有医生离职时出现捉襟见肘的现象。总而言之,每一个助理医师都是宝藏,也都是未来之星,我们要认真对待、认真培养。

(3)助理医生多人化

前面提到了医生要少人化,对于助理医师来说,就要多人化。国家法律规定,助理医师只要在医生的指导下就可以执业。我们可以根据一个医生的工作量大小,配置助理医师。这样助理医师可以帮助他解决很多基础诊疗,如简单的补牙、拔牙等,这样也能够让助理在临床上获得快速成长,整个团队就能配合得越来越好,团队的价值就更高地体现出来。如此,助理医师不仅会有一种师从感,把牙医当成他们的导师,从而敬畏牙医、尊重牙医,对其有感恩之心,而且工作中也有安全感,有利于团队的和谐。这样反过来也能极大提高医生的工作效率。医生将有时间去诊断更多的患者,做更多的优秀病例,去学习更多的新技术,或者做他所喜欢的事情。

(4)实习生的计划要全面

我们会经常听到一些机构或门诊的反馈,说实习生是免费劳动力。对于这种说法,我极不赞同。我认为,只要是两个人在一起工作,就要抱着"彼此贡献价值,彼此成就"的心态去做事。当实习生来到齿科机构,我们需要做的是迎接、带教、培训、关怀、定期面谈、选出优秀实习生。

齿科事业不是仅做半年或一年就不做了。每家齿科都要从长远角度去看待团队的建设。只有这样，优秀的实习生才会留下来，我们也才能有更多的人才储备。哪怕大部分实习生未能留下，齿科机构的品牌度、美誉度也都会随着实习生的成长而得到持续向外传播。实习生要是真的认可所实习的机构，学校也会更加认可这一齿科品牌。更重要的是，作为口腔行业的一员，我们通过修正自身影响着后辈力量，这本身就是一件值得高兴的事。如果我们培育出了优秀的实习生，而且成功留下，为齿科所用，那对齿科机构的发展，则具有更大的意义。

（5）客情关系的培养

不论是助理医师，还是执业医师，医生大多数时间都是专注在技术的提升与钻研上。因此，我建议每个医生都要配备一名聪明的护士。这个护士除了给医生或者助理医师做配合之外，还需要承担与患者产生连接的工作，架起医生与患者之间和谐沟通的桥梁。这样不仅能确保整个医生团队的完整性，而且良好的沟通也会增加患者的满意度，医生也能相应地从中获得更多的肯定和认可。我们也可以通过团队协作，让客户记住每一个员工，让客户更加了解齿科机构的每一个人。这样当他们遇到问题的时候，他们只要找熟悉、信任的员工，就可以解决问题了。这也增加了齿科解决客户后续问题的效率。

虽然上述这些内容都不是新鲜的话题，甚至可以说是老生常谈了，但我还是很想分享给大家。我熟悉的一些优秀齿科医生都是这么去做的，也都取得了很好的结果。在我和一些齿科机构接触的时候，我发现大部分的机构对医疗团队建设没有一个非常清晰的认知，这就导致了医生的工作效率无法得到最大化。医疗团队缺乏梯队化，这也就意味着齿科连锁不会实现良性增长。因此,在这里,我只是想做一个总结、一个复盘,以此给大家一些提醒,增加大家的重视度,我相信未来这种医生团队的良性建设会被更多的机构所接受的。

Part Five

齿科良性品牌营销

1. 齿科机构线上门面的重要性

线下门面的流量是有限的，但线上门面的流量是无限的。

从传统的 PC 时代，到后来的移动互联时代，再到现在"万物连接"的物联网时代，人们越来越多地通过 PC 网站、移动端接口、自媒体平台等来获取更多口腔医疗机构信息和口腔知识。时代的发展，使得医疗机构必须重视线上门面体系建设。线上门面不仅仅是医疗机构对外的宣传和经营方式，更是对医疗机构品牌发展、组织建设等诸多方面都有着极其重要的作用。可以说，掌握线上门面的程度决定了机构未来的发展速度。

我们知道，过去齿科的经营取决于地段、人流、门面。李嘉诚说，商业的核心是地段、地段还是地段。我们大部分的齿科都知道线下的门面很重要，但随着网络的不断发展、强大，现在人人都离不开网络了，而我们却忽略了齿科的线上门面的重要性。从整体来看，线下门面一天的人流是有限的，但线上的门面却是无限的。也就是说，线上门面建设得好，是没有流量的天花板的。

相对于传统营销而言，齿科线上门面因不受地域和时间的限制，在市场传播层面上，具有更加广阔的延展性、穿透性和话题性。另外，网络所具有的开放性特征，使得患者掌握了信息获取的主动权。这种双向性的特点既弱化了患者对口腔医疗的天然抵触心理，也降低了患者与医疗机构的沟通成本。最后，线上门面的大数据运用还可以对患者进行精准跟踪、维护,从而拓展了齿科的市场潜力,有利于提升经营业绩。因此,对于一家齿科机构来说,建好线上门面成为了一种趋势,而未来也必将是企业营销方式的主体,是不可或缺的角色。

对齿科机构而言,线上门面所具有的价值特征:一是精准性。当齿科做了线上门面后,病患无论是通过广告,还是通过微信自媒体来了解种植、正畸、美白等信息,这都说明对方有这方面的需求。他们通过媒体的宣传,了解到齿科机构,而且也了解了疾病本身的一些常识,就不会再惧怕就医,有利于增加初诊量。如果医疗机构自身有实力,资质没有问题,就能获得患者的到诊,而医疗机构也能第一时间知道对方的情况。所以,线上门面可以精准地将患者引流到齿科,从而提升经营业绩。二是低成本。相对于传统媒体的一个广告位几万、几十万,甚至几百万的投入来说,线上门面的资金投入少,且时效性长,同时可以塑造医疗机构的品牌形象。如果齿科所在地的口腔行业还没有做线上门面,那么先行者自然能抢占更多的市场,效果与投资的比值也会更高。三是可托管。多数齿科并没有自身的一个线上门面团队,更不用说专业性的问题了。对于发展前期的口腔医疗机构,他们更注重的是医疗技术人才和先进的设备,因而对线上门面并不是很在意。其实,线上门面是一种可托管的工作模块。医院管理者完全可以将线上门面托管到专业的第三方机构,这样既提升了医院的经营业绩,也可以空出精力专注医疗技术的提升。如此双管齐下,医院自然会获得很好的发展空间。

如今很多齿科患者从一开始对疾病是一无所知的,后来通过互联网,通过各种媒体才晋升成为"半个医生"。例如,一个患者从不懂正畸,到了解正畸,再到接触正畸,然后亲身去机构体验正畸。一整套流程下来,慢慢地,正畸的相关知识越积越多,他也就成了这方面的资深人士了。事实上,一般而言,一个人在决定去齿科机构之前,都会在网上做很多的攻略。所以,互联网的宣传是很重要的。他在第一时间看到的是你的齿科宣传,如果你的齿科的宣传很到位,很全面,很亲民,那么他很有可能就会成为你的下一个客户。

在互联网发达的今天,要注重口碑平台的建设,寻找网络平台的"地理位置",这些都是线上宣传很重要的一个环节。我们要通过平台占位、分发等方式,获取全网流量。

在确定了自己的营销方案之后,下一步要做的便是实施线上门面战略三部曲,即选择、聚焦、击穿。首先是选择。我们要根据自己机构的属性,选择自己的"爆破点",选择合适的平台。其次是聚焦。我们要选择有红利、流量的时间段在平台分发。但是要注意的是,我们在前期一定要聚焦齿科的一个品类,突出特色,千万不要今天发种植,明天发洗牙。一定要聚焦一个点,让它不断地出现在平台客户眼前。借助平台的流量,展现齿科的特色。最后是击穿。线上推广,要靠长期的累积才能击穿齿科的线上边界。因此,我们需要坚持,不断试错,这样才能逐步走向成功的彼岸。这也是互联网时代的王道。线上的推广是慢的,而不是快的,欲速则不达。想要打造齿科的品牌,一定要以长远的战略去对待线上门面的推广,锲而不舍,才可以协助公司取得好的线上推广效果。

齿科机构在做线上推广的时候,有一点要特别注意,就是要突出特点,即和别的齿科不同的点,所推广的内容要聚焦,保持内外一致。现在的企业都容易犯一个错误,那便是满地珍珠却没有一根线。你员工的朋友圈,你的活动,包括你所有的营销宣传行为,都特别杂,特别乱,没有一个稳定的性质。比如,这个月我们看你推的是正畸,下个月是种植,下下个月又是修复产品……项目繁杂,没有一个聚焦的品项,这就意味着你的营销是很杂乱的,也说明了你的品牌定位和运营方式是不一致的。如此杂乱,没有自己品牌特色的推广,只会让消费者眼花缭乱,或只是从消费者眼前飘过，不会留下深刻的印象。因此，只有形成自己的独特定位，坚持地推广下去，久而久之，才会在消费者心里留下印象，增加消费者对品牌的信任，从而增加线上销售，进而提升线下业绩。

线上平台投放的时候，我们有一点要注意，那就是我们的目的是为了齿科的良性发展。齿科的良性增长，欲速则不达。我们不要妄想在某某平台投放广告了，明天客户量就会增加了，这是不太可能的。我们一开始就要有计划地去做，要计划投放多久广告，哪几个平台去投放，着重宣传哪几个特点，这些一定要提前规划好，明确自己广告的目标人群和广告投放的目的。我们在写媒体宣传文案的时候，也可以刻意地去打造我们专家医师的IP。例如，宣传医生的资质和齿科方面擅长的成功案例，借助互联网的宣传，提高医生和团队的知名度，打造团队IP，收获更多的"铁粉"。

明确目标
确定时间、人员、资金
确定需要的患者，精确到病种人数
确定周期提升点

数据精确
数据精细化，各渠道数据表
月表周表日表，精确到日为单位

阶段性复盘
最少以周为单位复盘
是否完成任务，差在哪里
一层层倒推复盘，知道问题才能解决

图 5-1 良性增长，欲速则不达

齿科机构还要根据自己齿科的性质和所针对的人群去规划增加客流量的途径。比如，对于大型口腔医院，要以城市为平台抢占市场，以信息流为重心抢夺大项目患者，配合全平台电商，补充基础项目初诊。对于家庭口腔医院，所选的区域一定是中高端小区覆盖的，周边10公里的地方为主，以城市电商美团点评和儿牙项目为切入口，提升初诊量。对于社区型门诊口腔，只要选择一个重点去做，再扩散即可。

宣传途径上，电商和直播是基石，我们要结合区域特性做主要项目的调整、展示，增加机构曝光量。对于专科型口腔门诊，因有强大的医生基础，要专注儿牙或正畸，把宣传重心放在自媒体渠道，可以自己做，加上第三方辅助，前期有第三方补充，自己再"养"医生号，附带提升门诊知名度。当然，新开齿科更应该做线上门面，通过自媒体，医师IP打造，机构的简短的视频介绍等来宣传，还可以通过个人视角或者护士的角度去推广介绍。

总而言之，这是一个互联网、多媒体、自媒体高速发展的时期，人们对信息的获取越来越依赖于多媒体、自媒体等，很多企业也都在积极转变思想，运用互联网来宣传、发展自己的企业。同理，作为齿科，我们一定要和时代的发展挂钩，搭乘时代多媒体这趟列车，加快对齿科机构的宣传和打造。在线上，我们要通过准确的定位，抢先一步在多媒体上占领一席之地，以此达到线上、线下相互促进，实现良性增长，长远发展。

2. 医生 IP

口腔医生要打造个人 IP，关键点是看该医生的质地。质地即他的积极性、他的情商和他的分享欲等。

口腔医生 IP 的打造是一个老生常谈的问题。对于大多数门诊来说，有流量的医生是备受欢迎的。不论他是什么病种的医生，不论他是在公立还是私立医院，若他在几年前开通了微博，拥有了大量的粉丝，那么哪怕现在转到 B 站，也能享受到之前粉丝流量所带来的红利。虽然当初刚开微博的时候，竞争相对较弱，但是就是从那时候就开始产生流量和红利了。因此，当齿科机构引入这些医生的时候，随着他们而来的就是他们之前沉淀的患者，可能是一百个，也可能是几百个，直接带到我们的机构。而我们要做的便是通过各种服务体系，稳固顾客，更好地实现患者经营裂变。

众所周知，每一个顾客都会对自己熟悉的医生拥有较高的忠诚度，而这正是每一家机构都梦寐以求的事。当然，不能否认，并不是所有医生都拥有自己的 IP，这个时候我们就需要帮助医生打造 IP。那么，我们该如何帮他们打造 IP 呢？又或者说，拥有大量流量的医生应该如何提高自己的知名度呢？

在快速发展的信息社会，微博的流量已大不如前，国内许多拥有个人 IP 的优秀医生都曾表示，现在微博的流量和红利，已逐渐消退，他们正在寻在找新的增长点，如小红书、B 站、视频号、抖音、知乎等。就拿我认识的一些技术顶尖的医生来说，他们可能会采取微博直播、小红书直播、B 站直播、视频号等多号同播的方式，来提高自己的知名度。现在打造 IP 并不是一件简单容易的事。

那么医生要打造个人 IP，需要多长时间才能够拥有初步成效，才可以有收入呢？这个就因人而异了，而关键点是看医生的质地。如何理解质地呢？其实每一个人都拥有这种质地，表现为他的积极性、他的情商和他的分享欲等。对口腔医生而言，医疗技术是最简单的，不管他之前是通过大学教育，还是实践，只要学习就可以使自己的技术得到逐步提升。但是像情商、分享欲这些则是需要天赋加学习来获得的。因此，我认为一个医生的成功，取决于他的质地。

机构若是打算为医生打造 IP，一定要看他对机构的价值观是否认同。无论如何，医生是一定要拥有积极主动性，若是他自己都不愿去行动，要你推着他走的话，那么彼此都会很累的，也没有太大的意义。打造医生个人 IP，需要注意以下几点内容：

（1）确定苗子

我们首先得确定医生是否是个好苗子。若他能够满足我们的要求，那么我们才可以着手去为他打造个人 IP。但我们也要明白，在打造个人 IP 时，最主要的动力一定是来源于医生自身的内驱力，而不是我们去推动。只有医生拥有强烈的内驱力，才可能打造出适合他自己的强大个人 IP。

我们可以先给他提供一个思路，鼓励他从微博、小红书等平台入手，自己拍摄相应的视频。关于医生 IP 的打造，积极性是最重要的，内驱能够秒杀一切外驱。毕竟，驱动自己去做事情，一定比他人告诉自己应该做哪些事情更有效果。

在这里需要注意的是，并不是所有的医生都适合打造个人 IP。有些医生可能是因为情商不是很高，有些可能是因为缺乏积极主动性，也有些可能是因为满足现状。不管是什么原因，总之，若是医生没有强烈的内驱力，那就不要把他放入我们的考虑范围之内。

（2）如何支持

当我们开始为医生打造个人IP的时候，我们要如何去支持他呢？如果是公司与个人合作的话，那么公司可以聘请专业团队为医生拍摄素材，包括运营、管理、诊疗、服务等，通过专业剪辑发布到各平台上进行推广。

但要注意的是，因为是公司帮忙医生打造个人IP，所以这个账号原则上是属于公司，要由公司的运营人员来管理。在这种情况下，若有客户在线上进行预约时，运营人员要做好沟通，要与医生确定好预约的各种事宜，并将所有的聊天记录都转告给医生。这样方便医生能够更好地接手患者，为患者提供合适的诊疗服务。

（3）主题包装

对于全科医生而言，要打造个人IP还是存在一定难度的。为什么这么说呢？主要因为像补牙、拔牙等这样的简单治疗，不被大众所重视。一般来说，大众会认为补牙、拔牙没有太高的技术含量，所有的医生都是可以做的，即使是国内顶级的医生，他们在治疗上所做的事情，相较于刚毕业或资历浅的医生而言，在本质上是没有太多区别的。而专科医生则不一样，他们有自己专门的科目和技术壁垒，如种植科、正畸科、美学修复科、美白科、儿童早期矫治科等。他们拥有技术壁垒，拥有独有的特色，这样打造个人IP就更容易。

（4）提高分享欲

对于医生群体来说，尤其是要打造个人IP的医生，他们更需要拥有足够的分享欲。即便公司会给予医生大量的资源支持，但是医生乐于去分享也是很重要的，包括他的个人生活、学术地位、行业认可、行业理念、对客户的温度，以及他的生活习惯等。当医生外出授课或培训时，需要将以上的内容进行整合，为自己的个人 IP 打造积累丰富的素材。当然这也离不开医生日常的拍摄与积累。

（5）如何接待患者

之前我提过，医生要少人化，助理要多人化。一般而言，一位医生会有固定的客户群体，大概在 1000 个左右。那么在打造医生的个人 IP 时，还需要重视宣传医生接待患者的态度及诊疗服务。在用心接待患者时，我们需要注意以下两点细节内容：

①每个病人都要自己看。这句话的意思是，患者今天到机构来面诊，即便他没有太大的问题，我们也要亲自去接待，不能让助理或是其他医生去，哪怕是简单的检查或复查。若是医生不亲自去接待，就会显得对患者不重视。要知道，患者从大老远的地方来到我们机构，若我们敷衍对待，让患者连医生的面都没见到，患者就会感觉到被忽视了，难免会对机构和医生产生一定的埋怨，从而影响机构和医生的业绩和口碑。

②建立详细的诊疗记录。我们的医生需要知道上一次患者来到机构就医时的聊天内容。这些内容可以让助理帮医生记录，如名字、聊天内容、上一次做的项目、需要注意的地方等。这样当患者再次来到机构复诊时，我们医生只要翻看诊疗记录，再根据患者的病例描述，便基本能做到对症下药了。如此这般，也能让患者从内心感受到医生对自己的用心与真诚，感受到自己没有被医生敷衍了事。其实每一个人都需要爱与关怀，患者也不例外。我们一定要注意这个细节。一个团队围绕一个医生，说白了其实就是围绕着患者和医生这两个端口进行服务，只有这样，才能做得越来越好。

（6）视频化操作

随着 5G 时代的到来，视频的普遍应用成为一大趋势。人们能用视频表达的内容，就不想局限于文字。因此，视频化宣传与推广，也成为医生打造个人 IP 的基本操作。一般客户在咨询和预约时会提出，想了解一下机构里的医生。这个时候,大多数的机构都只会发一张图片,上面写着某某专家、某某医生、毕业学校、擅长领域等,但此时您的机构若能提供一段视频介绍,那观感将是迥然不同的,更加形象化、直观化、立体化。

举例来说,我们可以给每一个医生提供一个专业的摄影团队,记录下他的生活和工作流程与细节,如早起的晨跑、兴趣爱好、他与客户的相处,以及他所得的奖项,等等。拍摄后,我们将素材剪辑成三分钟左右的视频,这样就能够给患者呈现出一个更立体的医生。我相信短视频的简介,与一张图片的简介,带给患者的冲击力是不一样的。这样能够吸引更多的客户。不管是大医生,还是小医生,我认为医生要打造个人IP,必须拥有这些素材。

我们可以持续不断地更新视频,将视频内容置顶,让所有人都可以看到我们的机构和医生的状态,这样能够让我们医生的个人IP更形象化。但是,若是一位医生没有相应的团队支持,那么如何提高分享率呢?我们可以通过给予客户相应的奖励机制,如就医减免1000元,让客户在小红书或其他自媒体平台上去分享。这样能够使我们医生的知名度得到逐步提高。同时,我们还可以通过机构的自媒体账号,通过引流方式,引导客户留下电话,之后我们再逐个联系,为客户提供预约服务。这种方式,成本较低,十分适合缺乏团队资源的医生。

现代口腔门诊的竞争越来越激烈,我们要想打造一个医生IP,确实不太容易。因此,我们的管理一定要精细化,我们的医生要从心出发,这样才可以成为一位流量医生,才能更好地打造个人IP。

3. 市场营销

正常来说，齿科的市场营销业务量占总业绩的 25%—50% 较为合理。

在适当的时间，适当的地点，把适当的产品用合适的推广方式呈现给目标市场的消费者，以达到方便他们了解和选购的目的，这就是市场营销。正是借助于市场营销渠道，消费者才能够了解所需的产品，然后达成产品交易。故而，大部分企业和消费者都离不开渠道。

对于任何行业来说，只要你面向市场，那么市场营销就是必不可少的环节。市场营销的优势主要体现在以下几个方面：

（1）有利于提高市场的占有率和销售额，可大幅降低各项成本，扩大利润空间。对于企业而言，若想在短时间内提升自身产品的市场占有率和知名度，扩大"市场渠道"的多元化是重中之重。因为分销的渠道越多，意味着产品呈现在消费者面前的机会就会越多，无形之中就会促进产品销售量的增加。同时，由于渠道的中间商（如批发商等）一般都是采用集中采购与配送，数量相对较多。这样的话，相比企业自己直接面对消费者，这一方式虽然会大大减少产品在市场中的交易次数，但却能提高交易效率，从而达到降低物流成本、增加利润空间的目标，这也是形成产品价格竞争优势的途径。

（2）有利于提高消费者的满意度和形成良好的品牌印象。众所周知，随着生活水平的提升，人们对产品和服务都有了更高的要求，不仅仅只关注产品的质量及实用性，还关注是否拥有不错的购物体验及售后服务。因此，企业若能对市场渠道进行优化管理，并不断创新出好的营销方式，能够给予了消费者最佳的购物体验，坚持以"悦客文化"为主，重视服务的人性化和个性化，就会有助于提高消费者对产品的美誉度，获得更高的客户满意度，从而为企业树立良好的品牌形象。

（3）有利于企业快速获取市场有效信息，促进产品更新换代。俗话说，知己知彼，百战百胜。是的，企业要想得到可持续发展，必然要及时敏锐地感知到来自市场不同方面的变化与动向。市场信息是企业不断向前发展的宝贵资源。目前，尽管企业获取市场信息的途径很多（如中介机构等），也能提高信息的系统性和包容性，但这些方式大多数都需要付出较高的成本，还可能存在信息滞后、不实等情况。然而，营销渠道却能很好地解决此劣势，它既能提供全面的、准确的、及时的市场信息，又能增加操作的可控性，大幅降低获取成本，实现良性循环。

除此之外，市场营销渠道的方案设计是否合理是企业成长的关键点。只有做到切实符合企业的实际经营状况，才能更好地发挥出应有的功效。也就是说，不同的企业，不同的产品，在他们发展的不同阶段里，需要的市场营销渠道也是各不相同的。

齿科市场营销的核心，我认为就是"量"。这个"量"有两个含义，一个数量，第二是质量，质量是需要靠数量不断筛选出来的。在当今互联网密切融入我们生活的时代，我认为，面对面的接触会更便于与客户建立信任感。同时，齿科机构作为实体企业，市场的营销渠道还是大有可为的。我们也要根据自己的经营状况和规模来设计自己的渠道营销方案。一旦有了对自己企业的明确定位后，接下来应考虑的便是渠道营销的必不可少要素——"人"。"人"是市场营销的主要执行者，一个好的市场营销人员，对于企业是至关重要的。一方面，若是营销人员拥有良好的沟通能力和敏锐的洞察力，他就能及时察觉到市场环境的变化及消费者的动态，从而能快速获取有效的信息，做出正确的营销方案。另一方面，市场营销人员的形象也是很重要的。他们的形象就是公司的一张脸面，是代表公司的整体形象的，是留给消费者良好印象的关键。所以，市场人员形象可谓是企业的第一张名片，一定要重视起来。

作为齿科的市场部营销人员，我们要有自己的仪表标准，包括工作时间穿着要大方得体：服装要整洁，领带系戴端正，纽扣扣齐，鞋袜整齐，皮鞋保持光亮；头发要整洁，梳理整齐，保证头发不要有头皮屑。如果营销人员能够以此为准，严格执行，则作为公司的脸面，作为公司打出的第一张名片，肯定能给消费者留下一个好的、深刻的印象。这对后续的营销来说，无疑也是一个好的开始。

在营销过程中，首先，市场营销一定要和企业的定位保持一致。只有做到精准营销，才能获得消费者的特别关注。所以，齿科机构一定要根据自身的经营情况、规模以及产品服务的内容，筛选出合适的市场渠道，制定出合适的营销方案。其次，市场营销人员要与公司做好充分的协商，了解公司的投放力度和营销目标。最后，我们还要了解企业的核心竞争力，制定出符合自己企业的独特的营销方案，方能制胜。比如在儿牙、种植、矫正、修复、综合这几个方面，我们要推出自己机构的特色招牌，这样才能方便营销人员进行重点推销。这样，我们才能够准确定位，围绕公司的产品做推广。

一般而言，我会把幼儿园、社区、教育机构、银行、企业和其他（企划活动）这六个渠道作为攻克的重点。若想做好市场营销，陌拜是很重要的。陌拜有着严格的四个流程，即资料的准备，需求了解，渠道沟通协商，倾听互动。在营销方案上，我们可以根据自己齿科的特色，选择营销对象，制定我们的营销方式，以及预设自己想要达到的效果。就制定方案而言，方案制定得越详细,工作就会越有目标性,效率也才会更高。比如,我们可以在小学、幼儿园进行牙防的宣传教育活动,方案要详细到哪家幼儿园,准备在什么时间展开,以什么形式,计划一周或者一个月几次,预计要达到什么的效果,等等,越详细越好。关于活动的开展,我的观点是能在自己的机构内做活动就一定要在自己的机构内做活动。这是我们的主场,我们更能控制好场域氛围。有了详细的工作规划和时间表,接下来我们就是要根据计划去执行,并在执行过程中,不断地发现问题,不断地解决问题,这样我们才能更快地取得进步,壮大自己的企业。

市场渠道营销对新机构非常重要。我常使用的一个方法就是,不断地去和"六大渠道"谈合作,以机构内的活动为主,然后每场活动可以有20人到30人不等。若人少的话可以做精细化服务,然后做体验式营销。我们一天至少做两场,即上午一场,下午一场,一个月就有了60场活动,保守估计的话是每场20人,那就会有1200个初诊。在开业前期工作量是非常大的,但我认为这也是新机构做蓄水池最重要的一步,我们必须得去硬扛,接受这样的活动密度。这样的话,齿科机构的第一批私域流量池就出来了。然后,我们再通过不断打电话邀约以及筛选,找到那些相信我们的客户,不断漏斗筛选,这样我们就有了存量。当机构的初诊量不是特别缺的时候,我们可以降低活动频次。此时,我们的很多医生、团队需要着手处理客户了,由此频率会变得更低一点。活动质量要加强,不断去这么做,才会有效,而不是单纯地去外面拉客户。市场营销人员不是医生,谈不上专业性,单靠他的口头表达去描述,往往不是那么详细和全面。对于拉来的客户,我们可以通过机构内的各种设施、医生的专业性等,让客户目之所及皆是专业,目之所及皆是体贴的服务,这样潜移默化地影响他。这是我的一般做法,也获得了很好的效果。

幼儿园　　 社区

 教育机构　　 银行

 企业　　 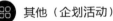 其他（企划活动）

图 5-2　六大渠道

幼儿园
1.对象：幼儿园
2.重点：院内体验为主/现场成单
3.亮点：亮点项目，亲子互动

社区外展
1.对象：社区/企业/商场/外展
2.重点：品牌+优惠+预交+特卖项目
3.亮点：公益/便民

教育机构合作
1.对象：活动对象群体
2.重点：前期渗透/目的共通
3.亮点：形式/品牌/合作定点

银行
1.对象：银行理财客户（分级对待）
2.重点：体验式服务/客情维护/情面营销
3.亮点：定点/补贴/优惠/采购

企业合作
1.对象：大型企业
2.重点：员工年龄段/客户消费圈层/企业福利
3.亮点：精准/优惠/福利/单位保障

企划活动
1.对象：主题策划（矫正/种植直播/儿牙）
2.重点：项目的针对性/客户前期渗透筛选
3.亮点：以成交为主

图 5-3　渠道设计方案规划图

243

表 5-1 渠道执行具体时间表

2021年6月活动排期表						
星期一	星期二	星期三	星期四	星期五	星期六	星期日
1 品格江林幼儿园	2 品格江林幼儿园	3 中国银行	4	5 大唐财富	6 民生银行	7
8 紫薇幼儿园	9 紫薇幼儿园	10 紫薇幼儿园	11 舞动情缘	12 浦发西安分行	13	14
15	16 华夏银行	17	18 舞动情缘	19	20 真爱黄金	21
22	23 恒丰银行	24 延长石油	25 舞动情缘	26 民生银行	27	28 种植销售
29	30 恒丰银行	31 种植直播				

值得注意的是，在齿科渠道宣传中，牙防的宣传可能是比较方便和容易取得业绩增长的。我们在进行牙防教育和宣传过程中，会发现营销对象的牙齿存在别的问题。若你能够耐心、认真地为他们进行检查，并友好地与他们进行沟通，那么你就会在无形中增强他们对机构的了解与信任，在一定程度上，也会增加他们到院就诊的概率，从而带动齿科业绩的增加。正常来说，齿科的市场营销业务量占总业绩的 25%—50% 才是合理的。这样才能保证齿科业务的良性增长。院内的转介绍不能低于 40%，也就是说我们需要客户的口口相传，需要口碑的力量，需要我们实力的证明者，然后院外的新流量、新客户的占比不能低于总量的 35%。因为低于 35% 以下，就意味着你就没有了营养，没有留存和转化。你的老客户如果达不到 40% 的介绍，这也是不太合适的，会影响机构后续整

体业绩的良性增长。

市场营销,既有线上也有线下,需要我们针对机构自身的特色,剖析机构自身的优缺点,充分地利用好营销渠道。一个好的营销是渠道和能力相结合。团队拥有共同目标、协同作战则是市场营销成功的关键。我们要不断地剖析自我,寻找适合突破的渠道,按部就班不如勇于尝试,这样才能够快速地占有市场和提升机构的业绩。

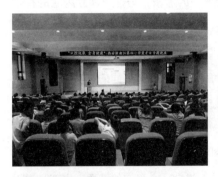
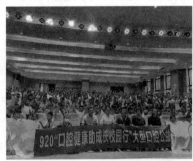
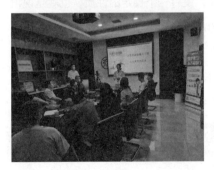
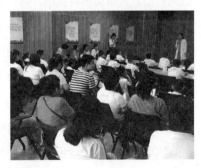

图 5-4 运营案例现场图

4. 打造视觉齿科

视觉齿科的意义在于通过对外展示统一的形象,与客户建立内隐的有效互动,给予客户更多的品牌力量,从而提高客户对齿科品牌的信任感。

  在漫长的人类发展的过程中,每一个时代都有不同的传播模式,但视觉传播永远都是主流。现在的齿科机构在视觉传播上极其容易犯一个错误,那就是推广的时候满地珍珠却没有一根线。为什么说是满地珍珠却没有一根线呢?主要是我发现,大多数齿科机构的员工在朋友圈、线上平台上发布的营销宣传活动都特别杂,特别乱,没有一个稳定的性质,也就是说没有一个主心骨。这个月我们看你推的是正畸,下个月推的是种植,下下个月又在突出儿牙。没有一个聚焦的产品,没有一个重要产品的定位,这就意味着你这个营销推广是很迷茫的,你的品牌定位和运营方式是不一致的。混乱的营销不仅无法引起消费者的特别关注,反而会让消费者眼花缭乱,无法明确公司的重点是什么,不能精准地看到你的齿科机构的特色。

  因此,在齿科的运营管理中,我们要重视推广内容的内外一致性。我们要将齿科的品牌理念与核心价值通过视觉传播的形式,有组织、有计划地传递给客户、公众及企业员工,从而树立起统一的齿科形象。这样宣传就会有一根主线,便于策划和推广。例如,你的定位是正畸,可你在朋友圈发布的信息,一会儿是做种植,一会儿是做美学修复,一会儿是做洁牙,一会儿是做其他的项目。这就是没有明确的定位。杂乱的宣传会消耗你的品牌，让消费者对你的机构或企业没有明确的认知。

  我们做齿科机构时要有明确的定位，这样我们就会有精准的消费群体，有明确的品牌定位。目前，打造视觉齿科是塑造齿科机构的品牌形象，提升品牌的知名度和美誉度的一种方式。可以通过不限于朋友圈、微博、小红书、美团点评等平台的统一打造，宣传包括口腔的医疗知识、医生形象、医疗动态、优秀病例，服务的瞬间、客户给我们感动等内容；可以围绕门诊的工作日常与诊疗案例分享素材，制作统一的对外输出内容，并进行传播，给予客户更多的品牌力量，从而提升客户对齿科机构的品牌信任感。我们要经常在客户心目中刷一些存在感。这些刷存在感的内容要表现我们非常优秀的地方，这样才能够给我们的客户、我们的员工传递坚定的信心，进一步促进齿科机构长远发展，完善客情管理，增加客户黏性。我建议每家齿科机构都至少要有一个人管理齿科的视觉宣传工作。例如，每周整理2—3条有价值的内容（包含文字、图片、视频、案例、企业文化、客户关怀等内容），全部工作手机统一发朋友圈。同时设立一个"视觉素材库"，要求医生或医生助理每周至少提供一个朋友圈案例素材。

5. 齿科机构品项聚焦

齿科一定要有一个王牌品项且该品项收入占比要达到齿科总收入的 50% 以上。

　　随着社会经济的发展，大众在追求高质量和优质服务的同时，也倾向于美誉度高和品项好的产品。在齿科行业中，你的王牌品项收入一定要占比达到齿科总收入的 50% 以上。因此，作为创业牙医，在保证齿科内部运营的基础上，需要把更多的精力放在品项上，把品项作为一个品牌运营的重点，让他人在看到或者想去做齿科的时候，第一个想到的就是你的齿科品牌。当客户在心里将品项等于你的齿科品牌的时候，可以说，你的品牌在此区域内就有了品牌壁垒了，你的品牌就深入了大众的心中。在消费者那里，这将会是无法割舍的一个品牌依赖效应。

　　我相信，每一家齿科对品项都有一个深刻认知，但有时候有认知不代表成功。就像理论与实践，理论再丰满，没有实践，连百分之零点一的成功概率都没有。虽然实践不会让你百分百成功，但最起码踏出了第一步，第二步走起来就不会那么困难。接下来，我们重点说一下品项聚焦的原则。

　　（1）要有舍九取一的聚焦意识

　　"逐二兔，不得一兔。"与其做两件事情都做得不怎么样，还不如做一件事把它做好。孟子曰，鱼和熊掌不可兼得。老子曰，少则多，多则惑。佛曰，舍得舍得，有所舍才有所得。不管是现在的世界富豪，还是以前的古代先贤，他们都崇尚专注的观点，这叫作英雄所见略同。企业也是如此，商战的本质就是从众多资源中提炼出精华，最后聚焦精华，让其发光发热。

在我们周围，能够经营5年以上的民营企业不多，不管曾经多么辉煌、多么炙手可热的企业，在经历过高峰之后，都会开始走下坡路，甚至倒下。究其原因，每个人都能分析出一两条，比如缺乏运营的资金，缺乏实战的经验，缺乏人脉关系，或者是缺乏团队激情，等等。这是大部分人都能想到的，但我们容易忽略造成这种局面的关键原因，那就是企图在短时间之内做太多不一样的事情，企图做好所有的事情，最终失去了企业的经营焦点。没有品牌的焦点，就会被市场和大众所淘汰。

大家都知道"贪多嚼不烂"这个成语，字面意思就是贪心吃得多，容量有限的嘴巴嚼不过来。往深一步去思考就是，超过自己所管控范围的事情揽多了，且又不能事事做得好，最终导致一事无成。德鲁克也说过，完成许多大事的秘诀就是一次只做一件事情。道理很简单，可惜90%的人都做不到。故而，我们要记住，想要成功做好一件事，是没有一蹴而就的路径的。唯有从无到有，从有到成长，再从成长到成熟，这样的一个过程才是完整的。打造自己齿科的品项，即打造自己独一无二的品牌形象，亦是如此。就像说起空调，很多人都会首先想到格力，但格力仅仅只做空调吗？不是的。它还会涉及其他形形色色的产品，如热水器、生活电器、冰箱等，但它一直都是从空调着手打造自己的品牌形象的，这种从一而终的品牌形象让消费者一想到空调，就会自然而然地联想到它。

幸运的是，很多企业都已经对品牌聚焦的重要性有了进一步的认知，尤其是在经济危机中能够存活下来的企业，往往都是比较重视自己企业的品牌聚焦的。比如麦当劳，它是产品聚焦最成功的案例之一。麦当劳的产品主要聚焦于汉堡包和薯条这两个品项，并在消费者心目中建立起吃汉堡包类快餐就要选麦当劳的意识。因此，聚集品项有助于在纷繁复杂的企业业务中提升产品质量，树立清晰的品牌形象，使大众更快速地把商品和品牌联系在一起，最终提高成交量，提高企业整体的运营效率。在齿科亦是如此，浅挖一个坑，不如深掘一口井。

（2）聚焦品项需要聚焦客户

众所周知，20%的客户，创造80%的价值。我们之所以聚焦自己的齿科品项，最大的目的就是为了更好地帮助、服务客户，从而创造更大的价值。比如，我们有十位会员，他们对齿科机构的忠诚度高，对齿科极为信任，那么，当他们身边的家人、朋友、同事在遇到齿科问题的时候，他们会自然地向这些人推荐我们。由此，齿科机构就会获得新的客户，或是新的会员，如此循环，新的客户、新的会员再去帮我们宣传，这无形中就在慢慢扩大我们的客户群体，为我们增加流量。而此时也是树立和打造齿科机构品牌形象的绝佳时机。

我服务过的一家齿科医生曾问我，到底怎么样才能抓住每一位客户？当时我反问是否是"每一位"，得到了对方肯定的回复。我告诉他，当你想要抓住每一位客户的时候，其实你真正能抓到的客户并不多，甚至没有。因为客户很多，而你，只有一个，你能创建的品牌形象也只有一个或者几个，每一个品牌通常服务的就是属于自己的一小部分客户。每一个客户需求不同，你不能为了所有的需求去打造所有的品牌形象，那是不可能的。所以在不增加任何成本的前提下，你需要整合一下你现有的资源，即聚焦客户，这样才能有望增加你的业绩。花若盛开蝴蝶自来，你聚焦客户打造独特的品牌形象，才会吸引来更多有同样需求的客户。

（3）聚焦目标

在这个世界上，那些成功人士的共性之一，便是能做到专心致志。只有将眼光坚定不移地聚焦在目标上的人，才会少走弯路，与成功的距离相应地也会大大缩短。比如，在现实中，许多领导者即使有再多的事情分散他们的注意力,但他们仍然坚守自己的信念,不忘初心,朝着自己想要的目标全力以赴,聚集能量,把一道又一道的难题攻克。

我们在管理齿科机构的过程中,遇到的诱惑也是非常多的。聚焦目标,最难的不是专注于目标本身,而是必须放弃大部分那些拼命招手的"诱惑",努力让自己在一个细分的市场上成为领先者。

(4)聚焦市场

市场化越高,企业的专业性要求就越高,这就是时代要求企业聚焦的原因。我们的齿科机构在未来的发展是应该更专业化,还是多元化?那肯定是专业化,可惜绝大多数齿科机构走的都是多元化的道路,结果碰得头破血流。因此,我们要明确一个观念,即分化是未来的一个趋势。比如,你是住在一个只有100人的小村庄里面,那么你会在这个村庄里面发现这里只有杂货店,里面所售卖的产品一定是裤子、袜子、衣服、风扇、柴、米、油、盐等日常所需物品。但是当你搬到100万人口的城市,那么你在城市里会发现多样化且分工极细的商店,如服装店会分男士服装店、女士服装店,也会分婴儿服装店、儿童服装店,等等。也就是说市场越大,商品的专注性就越高,专业化就越高。

品项聚焦是一个不断发展的过程,是一个长期积累的过程,也是多维度聚焦的过程,即要找准客户、市场、目标和品牌定位。因此,在这个激烈的竞争时代,我们需要细分市场,创造出一个属于自己的独特"占比"。我们要重视自己品牌的内外兼修,从内及外辐射出去,将齿科的服务宗旨贯彻到每一位齿科员工心中,给予客户更好的帮助和服务。

6. 通过营销日历培育客户

通过营销日历重复、驯养，让客户产生烙印，可以让品牌成为消费购买行为中的惯性要素，在消费者心目中，形成品牌联想。

我们要关注自己的营销日历，这是一个非常重要的运营节奏。从营销的专业角度来看，蹭热点是对营销节点的一种利用方式，通过各种事件或者时间节点，有针对性地对客户群体发动营销攻势。我们要把整个营销的活动都清晰展列在日历表上，让人一目了然，知道在什么时候做什么，怎么做，达到什么样的效果，比如1月份做什么活动，2月份做什么活动，3月份做什么活动，4月份做什么活动，等等。我们把这些标记清楚，这样我们才能有一个清晰的思路，才能牢记要做的工作内容。

营销日历的核心是重复，就像每天的日升日落就是在重复，目的就是要利用营销生物钟建立客户认知并形成管理节奏。我见过很多齿科机构，他们总想换着各种玩法去做活动，恨不得每天都有一个新活动。在我看来，这是错的。你的每个新活动都是需要对所有员工进行培训的。你不要以为，只是搞了一个小小的营销活动，即使齿科成员不多，但也要统一营销语言，告诉客户我们在做什么，目的是什么等，诸如此类的话术培训，也是十分不容易的。若培训做不到位，就会实施不下去。可是，若每年机构能形成一个固定的活动，那么每到这个时间我们的客户就都知道要干什么了。而对于机构自身，只需要对这个每年固定的活动不断地改善、精进即可，这样该活动的落地也会形成常态化。

我们每个人的生日也就如同营销日历上的活动一样。一到生日这一天，我们都会重复相同的行为，如吃蛋糕等。故而，只要让客户对你的齿科机构养成了某种重复的行为习惯，那么就有可能在你的客户心中产生烙印，在之后的每一次涉及齿科的消费中，他也总能第一个关注你，信任你。

日历其实就是时间。只有确定一个固定化的时间，才有可能将营销日历的效果最大化。在这里，列举几个典型的营销日历。比如齿科行业的活动类型有品牌盛典、品牌升级和品牌节，在传达给消费者的时候一定要有时间，且每一年都是固定的时间。当一个事情被反复地传达，就会在消费者心中留下烙印，以至于一到这个时间，就能想到这个品牌，那么这才是我们打造营销日历真正的意义之一。

比如会员活动。每一年我们都要有固定的会员沙龙和会员专享日，其目的就是养成会员回院的习惯。会员活动能在一定程度上增强齿科与客户之间的联系，但并不是说多开展会员活动，就更能增强客户的黏性。只有注重效率，才有可能起到良好的推动作用。

又比如，1月份我们做新年元旦活动；4月份我们做齿科新品发布；7月份我们做会员升级或暑期活动；10月我们做会员积分兑换活动；12月做家宴活动；等等。在营销日历中，针对不同的人群，设立不同的目标，策划不同的活动，但在这里，我们所有的指向都是老客户。不管是线下，还是线上规划营销日历，我们的最终目的是要达成一种"驯养"，让消费者真正地信任我们，让他们潜移默化地养成来齿科机构消费的习惯。

营销日历年年做，营销生物钟带管理节奏。品牌广告也要驯养，所有的广告一定要抓住一个原理，为了让大家记住广告画面，投放后就不换了，但可能有少部分的齿科管理者没太关注过这个问题。我想告诉大家，一旦你不停地更换这个广告画面，在消费者眼里，他们看到的不是你的创新，而会认为这是一种营销活动。但若你坚持不换这个广告画面，消费者记住的永远是你一开始的品牌定位，这在某种程度上还可以降低齿科机构的交易成本。齿科机构的交易成本分为两个，一个是外部交易成本，一个是内部交易成本。随着齿科机构规模越来越大，它内部的交易成本就会越来越高，即管理成本会造成很大的内耗。所以，设立营销日历，其实就是在降低内外部的交易成本。

目前，做得最成功的营销日历就是天猫的"双11"。每年的"双11"就是"剁手节"，明知道会"剁手"，但很多人还是会忍不住消费。因为此时的商家和平台都会进行各种打折、各种优惠，这已经形成一种潮流和趋势。一开始的"双11"是为了通过一个品牌节营造营销日历的氛围，从而带动消费，增加流量，而现在它已然形成消费者自动定时、定点等候这一天到来的局面。所以，我们强调品牌节一定要有一个固定时间。当然，日子也不是随便选择，而是要选择一个能够被多数人记住的日子，可这一过程是非常煎熬和漫长的。

接下来，我举一个由我策划，也是我比较喜欢的营销日历活动，以供大家参考。在每年的年末，我都会让我服务的齿科机构举办一场名为"家宴"的答谢活动。但家宴绝不仅仅是请客吃饭那么简单，主人的深情厚谊都体现在家宴每一道精心烹制的菜肴和一些细节上。自古以来，无论达官世族显贵，还是平民百姓，都十分重视家宴这种文化形式。因此，作为齿科机构，为了感恩这些我们视为朋友和家人的客户，在每年的年末，我们要将"家宴"做成一种属于齿科机构的传统与文化。

总的来说，家宴的流程要完善，氛围要和谐，这就要求我们必须要有一个清晰的环节安排，这是十分重要的。第一，家宴的邀约。到场客户一定是齿科机构非常重要的会员，在邀约客户之前，咨询师要先列一个名单，然后由高到低逐个致电邀约并发出邀请函。第二，在家宴中我们所有的医生、咨询师、护士、前台及齿科管理者都会上台，感恩客户的信任并为客户送去祝福，其活动流程一般会有员工精心排练的节目、代表讲话和祝酒等。其目的就是用一种正式的方式表达我们对客户的感恩之情，让每一个来赴宴的家人们都能感受到温馨、欢乐的氛围。第三，给客户更多的荣誉感与自豪感。在家宴中，根据客户的美誉度及转介绍人数评选出"口腔健康推广大使"。从一个牙患客户到超满意客户，再到口腔健康推广大使，这其中反映的是客户的逐渐认可，也是齿科吸引力的体现。第四，客户才艺展示环节。家宴就是要一家人和和气气，团团圆圆，员工和客户进行才艺互动，为现场增加欢乐气氛的同时，也可让更多客户看到医生、助理与平时不同的一面，打破大家的刻板印象，让医患关系回归纯真。第五，没有任何营销的内容，家宴当天不收客户钱，纯答谢活动。员工参与感和成就感都特别好。

总之，家宴的目的是答谢客户，是齿科机构把客户当家人的体现。我们自己的齿科机构已经连续多年以家宴的方式做客户答谢了，深得齿科员工、客户的喜爱。我们也会将这种文华传承下去，让客户与我们同行，让客户真正感受到热情与尊重。

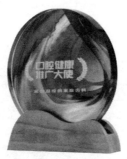

图 5-5　家宴中给客户的颁奖

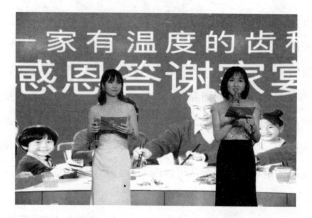

图 5-6 家宴中员工担任主持

后记

承蒙您读到最后,在执笔时,我得到了南京汇成医美、上海行动教育的帮助以及杭州雅正口腔创始人曹志毅老师的指点。此外,还有国内很多优秀口腔医生及齿科管理者的协助,我借此机会深表感谢。

我还要对各位读者再次表达感谢。书中定有不少拙劣之处,还请原谅。此书如果能给各位读者留下些许启示,将是我的荣幸。

杨加旭

2022 年 2 月 8 日于寓所

鸣谢:

樊雪、王瑞红、李蜜、王伟、崔觉、倪星宇、方建华、宋丽、郑念、张博文等

参考文献

[1] 利奥纳多·L. 贝瑞, 肯特·D. 赛尔曼. 向世界最好的医院学管理 [M]. 张国萍, 译. 北京：机械工业出版社, 2009.

[2] 拉姆·查兰, 埃尔·蒂奇. 良性增长：盈利性增长的底层逻辑 [M]. 邹怡, 译. 北京：机械工业出版社, 2019.

[3] 李践. 锁定高端：中小企业的出路 [M]. 江西：江西人民出版社, 2019.

[4] 熊启明. 人才池：人才培育的靶心战略 [M]. 北京：中信出版社, 2020.

[5] 高野登. 丽思卡尔顿酒店的不传之秘：超越服务的瞬间 [M]. 黄郁婷, 译. 北京：东方出版社, 2020.

[6] 汪志谦, 朱海蓓. 峰值体验：影响用户决策的关键时刻 [M]. 北京：中信出版社, 2021.

[7] 罗伯特·迈尔斯. 大胆加速企业转型 [J]. 哈佛商业评论, 2021（7）.